协和营养专家教你：

瘦孕
就得这样吃

李宁 主编

中国轻工业出版社

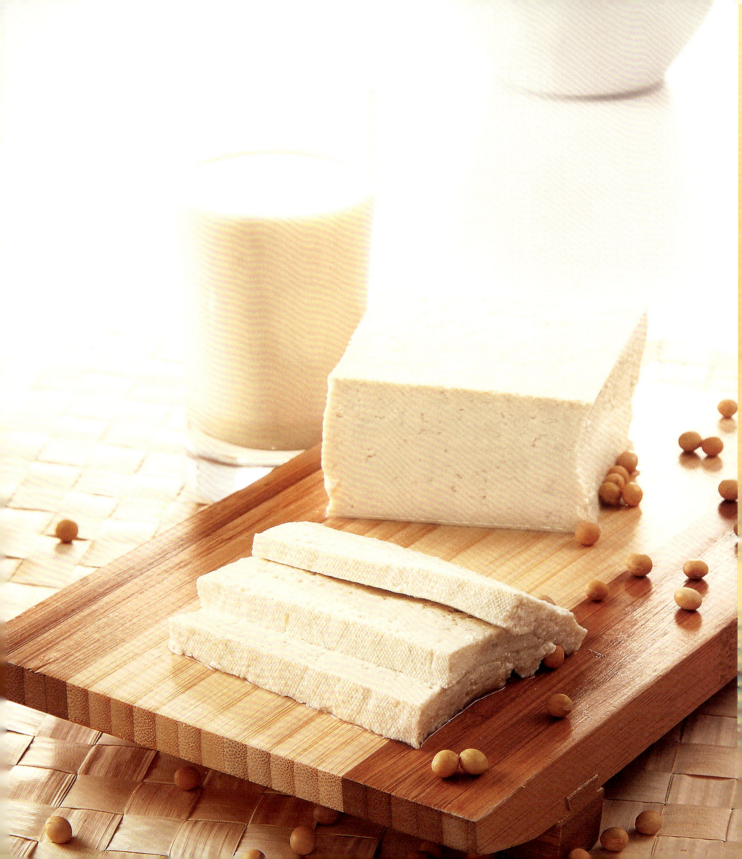

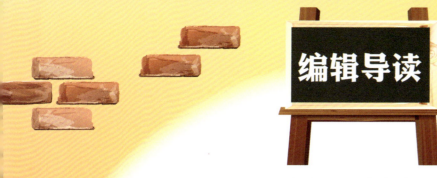
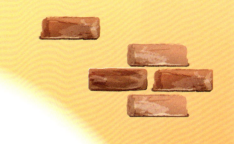

怀孕了一定会胖吗？

孕期怎么吃，既能养胎又不会长太胖？

吃肉，胎宝宝能长得壮，但是我也变壮了怎么办？

医生说我增重太快了，可是现在胃口非常好，怎么吃能控制体重？

好多食材脂肪含量低，可是多吃几口还是会胖，是制作方法有问题吗？

……

随着胎宝宝的到来，孕妈妈在家也变得备受关注，家里的老人都想着怎么给孕妈妈好好补一补，准爸爸也对孕妈妈呵护备至。这样"娇养"下去，孕妈妈的体重一定也会不断攀升，不仅对自身健康造成了影响，还会导致胎宝宝发育得过大，给分娩造成困难，甚至有些孕妈妈因为孕期营养补充得太好了，产后都不好恢复，从此变成了大胖子。这样的"娇养"显然是不可取的。那么孕妈妈怎样健康饮食，才能做到既保证摄取充分的营养又不至于增重太多呢？

本书就为孕妈妈分别介绍了孕期所需的营养和吃不胖的优选食材、菜谱，并且针对不同孕妈妈的身体差异，给出补养建议，让孕妈妈能够吃得营养又不长胖，让胎宝宝壮、孕妈妈瘦。而且，这里更有产后饮食推荐，让妈妈从孕期瘦到产后，最终拥有曼妙的身材和健康的宝宝。

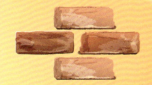
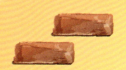

一张图看懂孕期体重都长在了哪儿

孕妈妈不要以为所有增长的重量都是自己身上的肉,也不要以为增加的重量就等同于胎宝宝的重量。孕期增加的体重可参看下表,不过,这只是一个平均值,仅供孕妈妈参考。

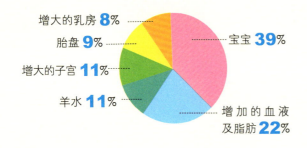

- 增大的乳房 8%
- 胎盘 9%
- 增大的子宫 11%
- 羊水 11%
- 宝宝 39%
- 增加的血液及脂肪 22%

了解孕期增重标准从测算 BMI 开始

不同体形的孕妈妈孕期体重增长也是不同的,要判断是胖还是瘦就用 BMI(体重指数)来看一下吧。

BMI 的计算公式

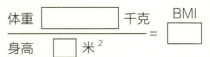

$$\frac{体重(千克)}{身高(米)^2} = BMI$$

孕前体形	BMI	孕期增重(千克)
正常	18.5~24.9	11.5~16
超重	25.0~29.9	7~11.5
偏瘦	< 18.5	12.5~18

不同孕妈妈增重计划速查表

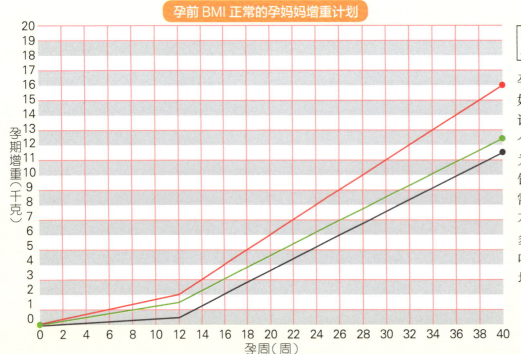

孕前 BMI 正常的孕妈妈增重计划

—— 上限　—— 推荐值　—— 下限

孕前标准体重的孕妈妈体重相对好管理,保证体重合理增长,整个孕期增重约 12 千克为宜,只要坚持正常饮食,适度运动即可。需要注意的是,孕妈妈不要看到别的孕妈妈多吃或少吃就跟着多吃或少吃,一定要坚持均衡饮食。

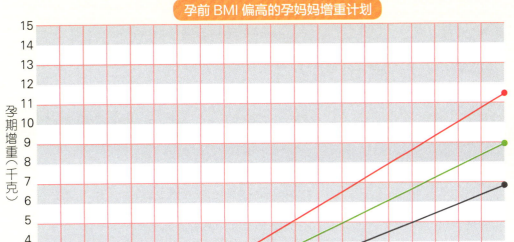

偏胖的孕妈妈要注意防止体重增加过快，否则不仅自身容易患上妊娠高血压疾病，同时也增加了发生巨大儿的概率。因此，整个孕期最好将体重增长控制在9千克左右。偏胖孕妈妈的体重控制方法是调整好饮食营养与热量的摄入，绝不是单纯的节食。

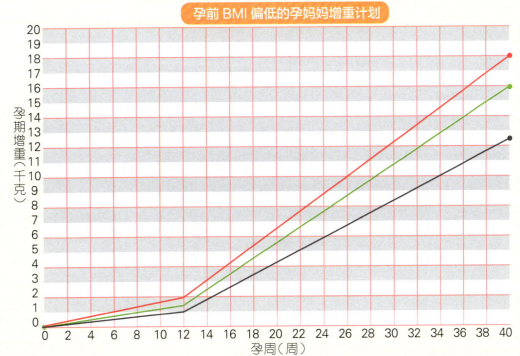

体重偏轻的孕妈妈，胎宝宝相对也容易出现体重低的情况。身材偏瘦的孕妈妈整个孕期需要增重16千克，但也不是增长越多越好，一定不要超过18千克。孕妈妈可在正餐中多补充优质蛋白质，吃富含健康脂类和维生素的食物，以便有效增重，也可在正餐间吃两三次零食，零食应选择酸奶、坚果等。

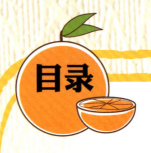

目录

Part 1

孕期必需的22种营养素：壮宝宝，瘦妈妈

蛋白质：为母子提供能量 18
 每天补多少 18
 最佳瘦孕补充方案 18
 热点：蛋白粉，要不要加 18

脂肪：大脑发育离不开 19
 每天补多少 19
 最佳瘦孕补充方案 19
 热点：孕妈妈该不该谈"脂"色变 19

叶酸：防畸主力军 20
 每天补多少 20
 最佳瘦孕补充方案 20
 热点：药物+食补，叶酸会补过量吗 21

碳水化合物：胎宝宝的"能量站" 22
 每天补多少 22
 最佳瘦孕补充方案 22
 热点：晚上饿了能吃啥 22

膳食纤维：清理肠道一身轻 23
 每天补多少 23
 最佳瘦孕补充方案 23
 热点：膳食纤维食物引起胀气怎么办 23

DHA：不可缺少的"脑黄金" 24
 每天补多少 24
 最佳瘦孕补充方案 24
 热点：DHA补充剂一定要买进口产品吗..24

α-亚麻酸：提高胎宝宝智力 25
 每天补多少 25
 最佳瘦孕补充方案 25
 热点：补充了DHA还需要补充α-亚麻酸吗 25

卵磷脂：让胎宝宝更聪明 26
 每天补多少 26
 最佳瘦孕补充方案 26
 热点：怎样选购卵磷脂 27

维生素A：视力和皮肤的"保护神" 28
 每天补多少 28
 最佳瘦孕补充方案 28
 热点：近视孕妈妈补充维生素A可避免宝宝近视吗 29

维生素B_1：神经功能的重要助手....... 30
 每天补多少 30
 最佳瘦孕补充方案 30

维生素 B_2：避免胎宝宝发育迟缓 31
- 每天补多少 31
- 最佳瘦孕补充方案 31

维生素 B_{12}：有造血功能的维生素 32
- 每天补多少 32
- 最佳瘦孕补充方案 32
- **热点**：产检结果显示缺维生素 B_{12}，应该怎么补 32

维生素 C：提高免疫力 33
- 每天补多少 33
- 最佳瘦孕补充方案 33
- **热点**：孕期能吃维生素 C 泡腾片吗 33

维生素 D：骨骼生长促进剂 34
- 每天补多少 34
- 最佳瘦孕补充方案 34
- **热点**：阴天、雾霾天气怎么补维生素 D 34

维生素 E：养颜又安胎 35
- 每天补多少 35
- 最佳瘦孕补充方案 35
- **热点**：孕期能不能服用维生素 E 补充剂 ... 35

钙：宝宝骨骼壮，妈妈不抽筋 36
- 每天补多少 36
- 最佳瘦孕补充方案 36
- **热点**：骨头汤补钙、放醋熬骨头汤都不可信 .. 37

铁：远离贫血，拥有好气色 38
- 每天补多少 38
- 最佳瘦孕补充方案 38
- **热点**：铁剂怎么吃 39

碘：促进甲状腺发育 40
- 每天补多少 40
- 最佳瘦孕补充方案 40
- **热点**：用碘盐补碘够吗 41

锌：加快代谢促顺产 42
- 每天补多少 42
- 最佳瘦孕补充方案 42
- **热点**：吃不下饭可能是缺锌 42

铜：保证优生优育 43
- 每天补多少 43
- 最佳瘦孕补充方案 43
- **热点**：血铜要超标了，是不是不能补铜了 .. 43

硒：预防胎宝宝畸形 44
- 每天补多少 44
- 最佳瘦孕补充方案 44
- **热点**：补硒也要吃蔬菜、水果 44

水：生命的源泉 45
- 每天补多少 45
- 最佳瘦孕补充方案 45

Part 2
吃对食材，营养和瘦孕可以兼得

蔬菜类 48
  香菇：低热量高营养 48
    食补功效 48
    这样吃滋补不长肉 48
    热点：这4种蘑菇孕妈妈别错过 49
  西蓝花：吃多不增重 50
    食补功效 50
    这样吃滋补不长肉 50
    热点：西蓝花焯水会不会导致营养流失 50
  西红柿：缓解妊娠呕吐的高手 51
    食补功效 51
    这样吃滋补不长肉 51
    热点：吃西红柿的3种禁忌 51

水果类 52
  苹果：增加饱腹感 52
    食补功效 52
    这样吃滋补不长肉 52
    热点：苹果应该早上吃还是晚上吃 53
  橙子：开胃止吐 54
    食补功效 54
    这样吃滋补不长肉 54
    热点：牛奶和橙子可以一起吃吗 54
  火龙果：水果中的"补铁"高手 55
    食补功效 55
    这样吃滋补不长肉 55
    热点：红心火龙果比白心火龙果好吗 ... 55

肉蛋奶 56
  鸡蛋：煮、蒸吸收好，热量低 56
    食补功效 56
    这样吃滋补不长肉 56
    热点：蛋黄吃不下怎么办 57
  牛奶：钙的好来源 58
    食补功效 58
    这样吃滋补不长肉 58
    热点：乳糖不耐受的孕妈妈怎么喝牛奶 58
  鸡肉：低脂高蛋白 59
    食补功效 59
    这样吃滋补不长肉 59
    热点：孕早期吃鸡肉易流产是真的吗 ... 59

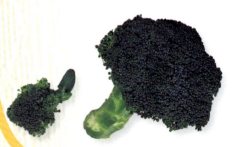

水产类 60
 虾：蛋白质的提供者 60
  食补功效 60
  这样吃滋补不长肉 60
  热点：虾壳要不要吃 60
 鲈鱼：预防妊娠水肿的安胎美食 61
  食补功效 61
  这样吃滋补不长肉 61
  热点：多久吃一次鲈鱼 61
 蛤蜊：补锌，为顺产添助力 62
  食补功效 62
  这样吃滋补不长肉 62
  热点：蛤蜊怎么洗才干净 62
 海带：矿物质的宝库 63
  食补功效 63
  这样吃滋补不长肉 63
  热点：吃海带有禁忌 63

谷薯类 64
 玉米：粗粮中的"营养皇后" 64
  食补功效 64
  这样吃滋补不长肉 64
  热点：选择黄玉米还是白玉米 65
 小米：止吐、开胃、滋补样样行 66
  食补功效 66
  这样吃滋补不长肉 66

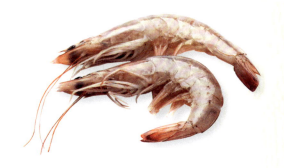

 红薯：预防便秘的"高级保健品" 67
  食补功效 67
  这样吃滋补不长肉 67
  热点：发芽的红薯能吃吗 67

豆类及坚果 68
 核桃：胎宝宝补脑的"大力士" 68
  食补功效 68
  这样吃滋补不长肉 68
  热点：每天吃核桃不超过4个 69
 花生：改善营养不良的"长生果" 70
  食补功效 70
  这样吃滋补不长肉 70
  热点：油炸花生米一点都不能碰吗 70
 豆腐：高钙的"植物肉" 71
  食补功效 71
  这样吃滋补不长肉 71
  热点：吃豆腐也会产气吗 71

Part 3
孕期长胎不长肉营养方案

孕1月 74
 孕1月这样吃，拒绝超重 74
  别一怀孕就猛吃猛喝 74
  正确解读"一人吃两人补" 74
  吃得多不如吃得好 74
  远离高热量的油条、油饼 75
 孕1月不长胖营养餐 76
  土豆饼 76
  海带鸡蛋卷 76
  什锦沙拉 76
  葡萄姜蜜茶 77
  西红柿面片汤 77
  燕麦南瓜粥 77

孕2月 78
 孕2月这样吃，拒绝超重 78
  体重轻微降低很正常，不必大补 78
  克服孕吐，能吃就吃 78
  体重减轻，需要吃保健品吗 78
  健康增重有方法 79
 孕2月不长胖营养餐 80
  菠菜鱼片汤 80
  西芹炒百合 80
  橙汁酸奶 80
  糯米粥 81
  茭白炒鸡蛋 81
  肉片炒蘑菇 81
  南瓜牛腩饭 82
  素炒豆苗 82
  蛋黄莲子汤 82
  苹果葡萄干粥 83
  虾酱蒸鸡翅 83
  猪血鱼片粥 83

孕3月 84
 孕3月这样吃，拒绝超重 84
  主食摄入要充足 84

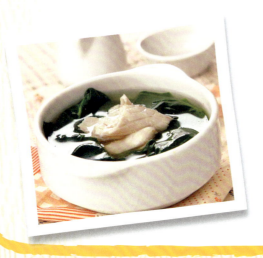

不要用水果代替正餐..................84
用包子、面包代替油条..................84

孕3月不长胖营养餐..................86

葱爆酸甜牛肉..................86
圆白菜牛奶羹..................86
咸蛋黄炒饭..................86

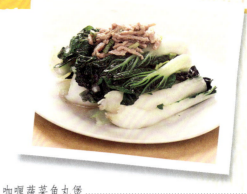

肉片粉丝汤..................87
阳春面..................87
山药黑芝麻糊..................87
糖醋莲藕..................88
香菇鸡汤..................88
红烧鲤鱼..................88
虾仁豆腐..................89
什锦果汁饭..................89
草莓汁..................89

咖喱蔬菜鱼丸煲..................93
荞麦南瓜米糊..................94
海蜇拌双椒..................94
西米火龙果..................94
骨汤奶白菜..................95
肉末炒芹菜..................95
百合粥..................95

孕4月..................90

孕4月这样吃，拒绝超重..................90

吃要适可而止..................90
吃东西不要狼吞虎咽..................90
清淡肉汤有利于控制体重..................91
别怕胖，每天要多摄入300千卡热量..................91
正确食用孕妇奶粉..................91

孕4月不长胖营养餐..................92

香菇荞麦粥..................92
猕猴桃酸奶..................92
炒合菜..................92
三鲜馄饨..................93
拌豆腐干丝..................93

孕5月..................96

孕5月这样吃，拒绝超重..................96

控制体重从调节每餐饮食比例开始..................96
适当吃些粗粮..................96
整个孕期都要少吃甜食..................96
要保持体重，晚餐不宜这样吃..................97
为控制体重，晚餐不吃主食也不对..................97

孕5月不长胖营养餐..................98

冬笋香菇扒油菜..................98
牛奶红枣粥..................98
豆角烧荸荠..................98
松仁鸡肉卷..................99
牛奶水果饮..................99
豌豆粥..................99
玉米面发糕..................100

百合炒牛肉 100
酸奶草莓布丁 100
水果酸奶吐司 101
什锦烧豆腐 101
五仁大米粥 101

孕6月 102

孕6月这样吃，拒绝超重 102

盲目进食易超重 102
适度增加热量不长胖 102
全麦制品能有效控制体重 103
膳食纤维帮助控制体重 103
良好的饮食习惯有利于控制体重 ... 103

孕6月不长胖营养餐 104

海带豆腐汤 104
紫薯银耳松子粥 104
孜然鱿鱼 104
西芹腰果 105
凉拌蕨菜 105
奶汁烩生菜 105
西红柿炖豆腐 106
菠萝虾仁炒饭 106

芒果西米露 106
炒馒头 107
小米红枣粥 107
彩椒炒腐竹 107

孕7月 108

孕7月这样吃，拒绝超重 108

合理饮食，控制体重增长 108
不要太贪嘴 108
不长肉的小秘诀 108
饥饿感来袭，更要注意吃 109
做到规律饮食 109

孕7月不长胖营养餐 110

小米面茶 110
香肥带鱼 110
胭脂冬瓜球 110
豆角焖饭 111
橙香奶酪盅 111
花生紫米粥 111
核桃仁枸杞紫米粥 112
宫保素三丁 112
青菜冬瓜鲫鱼汤 112
芝麻茼蒿 113
豆腐馅饼 113
菠菜炒鸡蛋 113

孕8月 114

孕8月这样吃，拒绝超重 114

孕晚期控制体重在于预防营养过剩 ... 114
摄入有量，孕晚期不长胖 114

少食多餐，避免过量饮食 115
选好糖分摄入时间，控制体重不难 115
坚果吃多了容易引起体重飙升 115

孕8月不长胖营养餐 116
荞麦凉面 116
板栗扒白菜 116
素火腿 116
紫苋菜粥 117
山药五彩虾仁 117
西米猕猴桃糖水 117
南瓜蒸肉 118
爽口圆白菜 118
双鲜拌金针菇 118
蛤蜊白菜汤 119
木耳粥 119
小米鳝鱼粥 119

孕9月 120
孕9月这样吃，拒绝超重 120
食不过量对控制体重很有帮助 120
控制体重不要吃夜宵 120
大量喝水，体重也会跟着飙升 120
隔天节食不可取 121
不想长胖，但也不能不摄入脂肪 121

孕9月不长胖营养餐 122
花生红薯汤 122
牛蒡炒肉丝 122
菠菜鸡煲 122
炒红薯泥 123

白菜豆腐粥 123
萝卜海带汤 123
西红柿培根香菇汤 124
清汤羊肉 124
琵琶豆腐 124
紫菜芋头粥 125
玉米胡萝卜粥 125
韭菜炒豆芽 125

孕10月 126
孕10月这样吃，拒绝超重 126
为分娩储备能量不等于暴饮暴食 126
要继续坚持少食多餐 126
低脂肪、高蛋白食物补体力又不长胖 127
分娩当天再选择高热量食物 127
产前不要多吃富含膳食纤维的食物 127

孕10月不长胖营养餐 128
菠菜鸡蛋饼 128
鲜虾粥 128
鲷鱼豆腐羹 128
木瓜牛奶果汁 129
鸡丝粥 129
清炒茼蒿 129
冬瓜山药腰片汤 130
腰果彩椒三文鱼粒 130
三鲜汤面 130
爆炒鸡肉 131
口蘑肉片 131
羊肉冬瓜汤 131

Part 4
产后饮食与体重管理

产后 1~4 周 134
产后 1~4 周饮食方案：控体重不减营养 134
- 产后前 4 周，不要急于减重 134
- 掌握瘦身的黄金期 134
- 产后不宜多吃少动 135
- 少吃多餐不长胖 135

产后 1~4 周瘦身食谱 136
- 红豆饭 136
- 炒豆皮 136
- 牛奶红枣粥 136
- 肉末蒸蛋羹 137
- 什菌一品煲 137
- 奶油白菜 137
- 茭白炖排骨 138
- 菠菜橙汁 138
- 小白菜锅贴 138
- 双红乌鸡汤 139
- 莲子猪肚汤 139
- 清炖鸽子汤 139
- 紫菜包饭 140
- 春笋蒸蛋 140
- 田园蔬菜粥 140
- 如意蛋卷 141
- 猕猴桃香蕉汁 141
- 香椿芽拌豆腐 141

产后 1~3 个月 142
产后 1~3 个月饮食方案：边哺乳边瘦身 142
- 晨起 1 杯水，排毒又瘦身 142
- 催乳汤 ≠ 高脂肪高热量 143
- 母乳喂养也能消耗热量 143
- 睡前 4 小时停止进食 143

产后 1~3 个月瘦身食谱 144
- 荠菜魔芋汤 144
- 凉拌土豆丝 144
- 海带烧黄豆 144
- 冬瓜海带排骨汤 145
- 菠菜鸡粒粥 145
- 白萝卜鲜藕汁 145
- 香蕉空心菜粥 146
- 银鱼苋菜汤 146
- 木瓜牛奶蒸蛋 146
- 芦荟黄瓜粥 147
- 丝瓜蛋汤 147
- 山药牛奶燕麦粥 147

产后 4~6 个月 148
产后 4~6 个月饮食方案：重回孕前完美
身材 148
- 吃早餐就会胖？错错错 148
- 吃五谷杂粮饭有利于减肥 148
- 保证维生素 B_1 和维生素 B_2 的摄入量 148
- 摄入膳食纤维，减少脂肪堆积 149
- 忌盲目吃减肥药 149
- 吃蔬果皮，瘦身还排毒 149

产后 4~6 个月瘦身食谱 150
- 竹荪红枣茶 150
- 桂花紫山药 150
- 豌豆炒鱼丁 150
- 大丰收 151
- 冬瓜海米汤 151
- 木耳炒鱿鱼 151
- 苹果蜜柚橘子汁 152
- 蒜香空心菜 152
- 拌魔芋丝 152
- 芹菜炒香菇 153
- 白萝卜炖蛏子 153
- 西葫芦饼 153

附录：孕期/产后常见不适食疗方
孕期 154
孕吐情况较重食疗方 154
- 糖醋胡萝卜 154
- 陈皮卤牛肉 154
- 红枣生姜粥 154

孕期便秘食疗方 155
- 核桃仁拌芹菜 155
- 红薯山楂绿豆粥 155
- 松仁玉米 155

孕期水肿食疗方 156
- 大米绿豆猪肝粥 156
- 南瓜紫菜鸡蛋汤 156
- 奶香瓜片 156

产后 157
乳房胀痛食疗方 157
- 通草炖猪蹄 157
- 丝瓜炖豆腐 157
- 虾仁馄饨 157

恶露不净食疗方 158
- 山楂红糖饮 158
- 阿胶鸡蛋羹 158
- 益母草煮鸡蛋 158

产后虚弱食疗方 159
- 菠萝鸡翅 159
- 枣莲三宝粥 159
- 三丝黄花羹 159

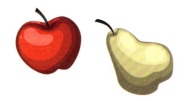

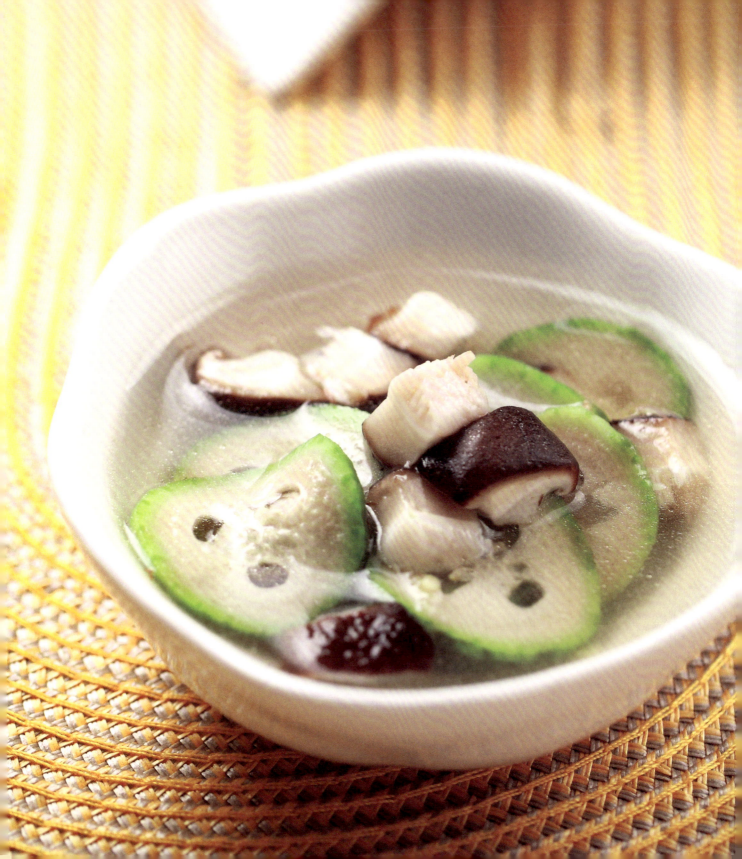

Part1
孕期必需的 22 种营养素：壮宝宝，瘦妈妈

在孕育宝宝这一特殊时期，孕妈妈对某些营养素的补充就显得特别重要。在孕期，不挑食、不偏食才能保证营养全面均衡，适当多吃一些富含必需营养素的食物，是孕期补充营养的重要手段。

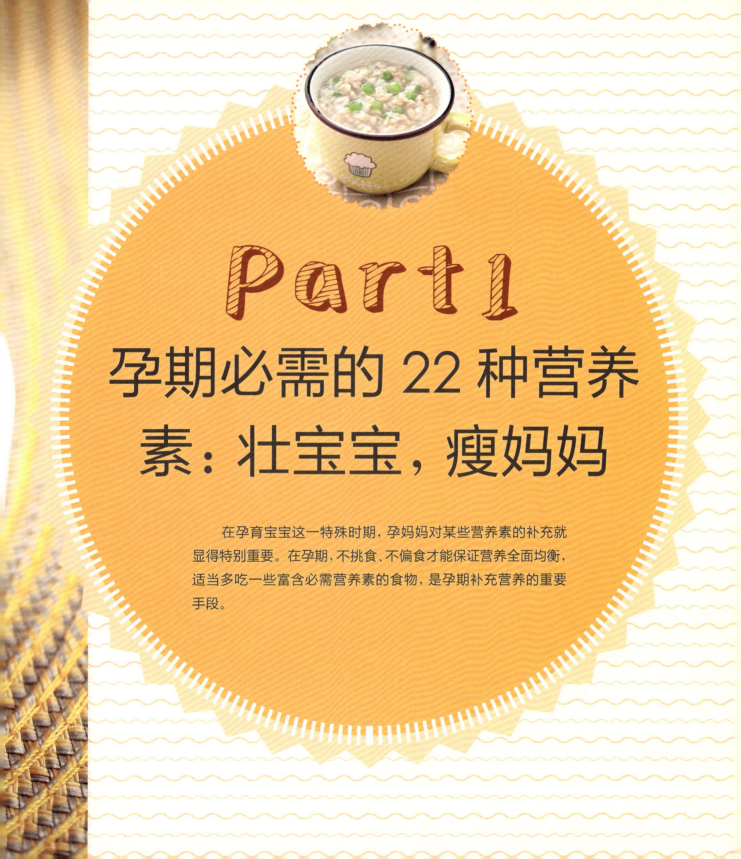

蛋白质：为母子提供能量

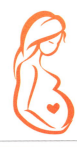

怀孕之后，孕妈妈身体的变化、血液量的增加、胎宝宝的生长发育以及孕妈妈每日活动的能量需求，都需要从食物中摄取大量蛋白质。而且优质蛋白质可以帮助胎宝宝建造胎盘，支持胎宝宝脑部发育，利于胎宝宝合成内脏、肌肉、皮肤、血液等。

缺乏症状 腿脚浮肿易骨折，头发枯黄无光泽、稀疏易断或皮肤溃疡、弹性差，易感冒，贫血，消瘦，伤口不易痊愈。

每天补多少

孕早期蛋白质要求达到每日70~75克，比孕前多15克；孕中期每日需要蛋白质80~85克，孕晚期是胎宝宝大脑生长发育的最快时期，蛋白质需要达到每天85~100克。

一般来说，每周吃一两次鱼、虾或者干贝，每天保证一两个鸡蛋、250~300毫升牛奶和100~200克肉类的摄入，再吃点花生、核桃等零食或者食用菌，就能保证身体对蛋白质的需求。

最佳瘦孕补充方案

孕妈妈既想补充蛋白质，又要把体重控制在合理范围内，最好的办法就是补充优质蛋白质。什么是优质蛋白质呢？肉、鱼、蛋、奶等动物蛋白以及大豆蛋白都被称为优质蛋白质。

牛奶、蛋类的蛋白质因为更容易消化且氨基酸齐全而被认为是所有动物蛋白中品质最高的。在植物蛋白中最好的是大豆蛋白，大豆中含35%的蛋白质，而且非常容易被吸收。需要提醒孕妈妈的是，补充蛋白质不能多也不能少。孕妈妈从食物中获取并吸收蛋白质后，用于胎宝宝每个阶段的发育，如器官的形成、脑部的发育、肌肉的生长、骨骼的长成等。如果母体本身的摄取量不足，将无法供给胎宝宝足够的营养，势必影响胎宝宝的成长速度。但是如果摄取过多蛋白质及热量，就会使胎宝宝生长过快，体重也会比较重，这样会增加孕妈妈生产的难度。

热点：蛋白粉，要不要加

不少孕妈妈会专门购买蛋白粉来冲调，到底有没有必要呢？市面上的蛋白粉一般是采用提纯的大豆蛋白、酪蛋白、乳清蛋白或者是上述几种蛋白的组合体构成的粉剂，主要目的是为人体补充蛋白质。对由于各种原因而导致蛋白质摄入不足的孕妈妈来讲，利用蛋白粉补充蛋白质不失为一种简单而高效的方法，但要根据自身体质以及所处孕周，在产科医生或专业营养师的指导下进行补充。最好不要盲目跟风，以免蛋白质摄入过量，一方面加重自身代谢负担，另一方面胎宝宝生长过快，可能会有巨大儿的风险，不利于胎宝宝和孕妈妈的健康。

脂肪：大脑发育离不开

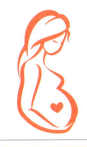

脂肪主要由甘油和脂肪酸组成，脂肪酸可分为饱和脂肪酸和不饱和脂肪酸。胎宝宝所需的必需脂肪酸要由孕妈妈通过胎盘提供，用于大脑和身体其他部位的生长发育。孕期摄入的脂肪还能促进脂溶性维生素的吸收，有安胎功效。

缺乏症状　孕妈妈的膳食中若缺乏脂肪，会影响胎宝宝的大脑和神经系统的发育，也会影响孕妈妈对脂溶性维生素的吸收，造成维生素A、维生素D的缺乏。

每天补多少

虽然身体内的蛋白质和碳水化合物可以转化为脂肪，但是，仍有一部分脂肪不能在体内合成，必须由食物供给。孕期的脂肪摄入量每日约为60克（包括烧菜用的植物油25克和其他食品中所含的脂肪）。

一般情况下，孕妈妈通过日常膳食摄入的脂肪就能满足每日所需的脂肪量了，不用额外补充脂肪。

最佳瘦孕补充方案

孕妈妈在整个孕期都需要吃一些含脂肪的食物，但是要注意摄入量，不宜过多食用脂肪类食物，避免因此造成营养过剩、体重飙升等问题。

含脂肪较多的食物，包括各种油类，如大豆油、香油、猪油等，其中植物油里的不饱和脂肪酸普遍比动物油中的多。此外，奶类、肉类、蛋类、坚果类、豆类含脂肪也很多。摄入脂肪最好是动、植物脂肪搭配进行。海鱼、海虾中含有的多为不饱和脂肪酸，对胎宝宝的大脑发育尤为有益。

热点：孕妈妈该不该谈"脂"色变

越来越多的孕妈妈开始关注孕期体重的控制，觉得孕期要想控制好体重就应该少摄入脂肪，甚至有些孕妈妈谈"脂"色变，极力避免摄入脂肪。其实这完全没有必要。

每日摄取足量的脂肪，不仅对胎宝宝的大脑和神经系统发育有好处，还能帮助孕妈妈起到调节体温、保护内脏等作用。

另外，怀孕后，孕妈妈的身体变化和胎宝宝的发育都需要大量能量，每天所需要的能量比孕前要多，每日适量摄入脂肪，能够保证给孕妈妈和胎宝宝提供足量的能量，保证孕妈妈的健康和胎宝宝的正常发育。

总之，脂肪是促进胎宝宝大脑发育、保护孕妈妈健康的重要营养素，孕妈妈不该谈"脂"色变，盲目控制脂肪摄入。

应选择不饱和脂肪酸

孕妈妈补充脂肪最好选择含有不饱和脂肪酸的食物，每日做菜时尽量采用植物油，并可多吃一些富含植物性脂肪的食品和坚果类食物。

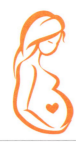

叶酸：防畸主力军

叶酸是一种水溶性维生素，是蛋白质和核酸合成的必需因子，具有辅助DNA合成的作用。它还是胎宝宝神经发育的关键营养素，对预防胎宝宝神经管畸形和唇裂有重要意义。所以，在备孕和怀孕前期及时补充叶酸很关键。

缺乏症状 孕妈妈膳食中缺乏叶酸，将使血液中高半胱氨酸水平提高，增加患冠心病、巨红细胞性贫血以及其他妊娠合并症的危险。如果在孕早期3个月内缺乏叶酸，可导致胎宝宝神经管发育缺陷，从而增加裂脑儿、无脑儿的发生率。

每天补多少

最好在怀孕之前3个月开始补充叶酸，一般按照每日600微克的摄取量一直补充到孕后第3个月。孕妈妈在孕后3个月应坚持口服叶酸片，购买时注意剂量，一般购买400微克的补充剂即可。另外，在整个孕期，孕妈妈都要注意在饮食中摄入富含叶酸的食物。

叶酸与其他营养素同食

叶酸与维生素B$_6$、钙、蛋白质等物质一同食用，有助于提高孕妈妈的身体抵抗力。

最佳瘦孕补充方案

在备孕期及孕早期，每天坚持补充适量叶酸，对胎宝宝正常发育有着至关重要的影响。除了每天服用的叶酸补充剂外，孕妈妈通过日常饮食补充叶酸也是一种安全途径，那么怎么通过饮食补充叶酸呢？

富含叶酸的食物有很多，动物肝、豆制品、蛋类、鱼、绿叶蔬菜（如莴笋、芦笋、菠菜等）、坚果、柑橘以及全麦制品等，都含有一定的叶酸。

但是要注意，食物中的叶酸易被紫外线破坏，新鲜蔬菜在室温下贮藏两三天后，叶酸量会损失50%~70%。所以新鲜蔬菜要尽早食用，才能确保叶酸的吸收利用。

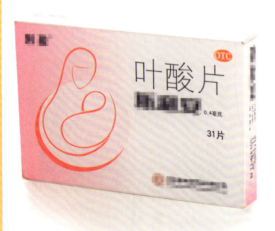

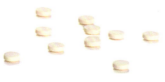

孕妈妈在购买时要注意所购产品的叶酸含量，不宜服用大剂量的叶酸片。

热点：药物+食补，叶酸会补过量吗

孕前备孕及怀孕后的前三个月，孕妈妈每日需要补充约600微克叶酸，但叶酸也不能补充过量，否则会影响孕妈妈对锌的吸收，容易造成胎宝宝发育迟缓。有不少孕妈妈都能坚持每天服用叶酸补充剂，但她们也会担心如果再吃富含叶酸的食物会导致叶酸超标，对胎宝宝发育不利。

其实，通过日常食用蔬菜、水果补充的叶酸，进入身体并被吸收的量并不多，即便是孕妈妈每天服用400微克的叶酸补充剂，一天的叶酸总摄入量也与叶酸摄入上限存在较大的差距，基本不会造成叶酸摄入过量。但如果孕妈妈不放心，可以将饮食习惯告诉你的医生，及时询问。

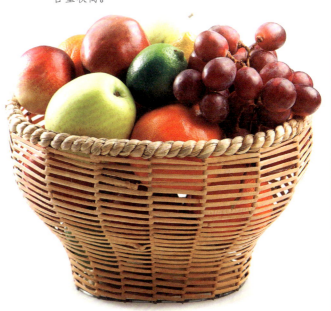

新鲜水果中叶酸含量较高。

高叶酸瘦孕明星餐单

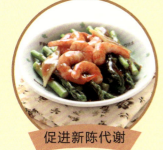

鲜虾芦笋 — 促进新陈代谢

芦笋含丰富的叶酸和膳食纤维，有益于胎宝宝健康发育，还能促进孕妈妈的新陈代谢，预防便秘，控制增重。

什锦西蓝花 — 促进食欲

西蓝花富含叶酸，约是菜花的2倍，而且西蓝花较清淡，更适合孕早期食欲不佳的孕妈妈食用。此外，西蓝花、菜花的热量较低，不会让孕妈妈长胖。

芝麻圆白菜 — 少油少盐

圆白菜富含叶酸、膳食纤维，芝麻含有丰富的蛋白质、钙、B族维生素等营养，是适合孕妈妈整个孕期食用的高营养、少油少盐的菜肴，也不易让孕妈妈发胖。

碳水化合物：胎宝宝的"能量站"

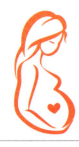

碳水化合物，通常称为糖，是人类获取能量最经济、最主要的来源。碳水化合物在体内被消化后，主要以葡萄糖的形式被吸收，为人体提供能量，维持心脏和神经系统的正常活动，同时节约蛋白质，还具有保肝解毒的功能。

缺乏症状：缺乏碳水化合物容易导致孕妈妈无力、疲乏、血糖含量降低、头晕、心悸、脑功能障碍等，严重者会导致低血糖昏迷。孕妈妈的血糖水平不能维持平衡，就会影响胎宝宝的正常代谢，妨碍小生命的正常生长。

每天补多少

孕期应保证每天摄入 150 克以上的碳水化合物。一般来讲，孕期每日碳水化合物的摄入量比孕前会增加 50~100 克。到孕中晚期时，若每周体重增加 350 克，说明碳水化合物摄入量合理，否则应调整摄入量。

最佳瘦孕补充方案

孕期摄入的碳水化合物最好以缓慢释放型为主，这样能够保持血糖平衡，为身体提供长久的能量支持。缓慢释放型碳水化合物包括全谷类（大米、小麦、玉米、燕麦、高粱等）、薯类（红薯、土豆、芋头、山药等）、新鲜水果（甘蔗、甜瓜、西瓜、香蕉、葡萄等）以及新鲜蔬菜。

不宜过量补充

孕妈妈补充碳水化合物是必须的，但要注意不可过量，否则过多的能量很容易转化成脂肪贮存于体内，使孕妈妈过于肥胖而导致各类疾病，如妊娠高脂血症、妊娠糖尿病等。

孕妈妈在整个孕期都不要随意不吃主食，因为在孕期日常饮食中，谷物是碳水化合物的主要来源。孕妈妈不要为了不让体重增加，就不吃主食，这样会导致营养摄入失衡，如果孕妈妈不想摄入太多热量，可以用一半薯类替换谷类，既保证摄入充足的碳水化合物，还能降低每餐热量，避免长胖。

热点：晚上饿了能吃啥

孕期，尤其是孕中晚期，很多孕妈妈都会在晚上睡觉前感觉到饥饿，有些孕妈妈会吃一些小面包、全麦饼干等小零食，也有些孕妈妈会尝试吃些汤粥、面条等食物，这些都是很不错的选择。这些富含碳水化合物的小零食，能够给孕妈妈补充能量，填饱肚子，而且都较为容易消化，不会影响孕妈妈的睡眠质量。不过，即便如此，孕妈妈也不宜多吃，一小块面包、一块全麦饼干即可，汤粥、面条等食物也不宜多吃，避免孕妈妈长胖。

膳食纤维：清理肠道一身轻

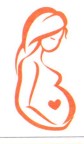

膳食纤维能够刺激消化液分泌，促进肠蠕动，缩短食物在肠内的通过时间，降低血胆固醇水平，还可以防治糖尿病，为顺产打造健康体质。对于容易患孕期便秘的孕妈妈来说，膳食纤维还是解除难言之隐的好帮手。

缺乏症状　膳食纤维摄入量不足，孕妈妈易发生便秘、消化不良、内分泌失调，甚至高脂血症、高血压、心脏病等疾病，间接使孕妈妈超重，引发妊娠合并综合征。

每天补多少

每日总摄入量在 20~30 克为宜。按照日常饮食，建议孕妈妈每天至少吃 3 份蔬菜和 2 份水果（相当于摄入 500 克蔬菜、250 克水果）。

最佳瘦孕补充方案

不可溶性膳食纤维可以促进胃肠道蠕动，加快食物通过消化道的时间，起到防治便秘的作用，达到控制体重的目的。

谷类（特别是一些粗粮）、豆类及蔬菜、薯类、水果等富含膳食纤维。目前也有一些富含膳食纤维的保健食品上市，食用非常方便，体积小、无异味，是较好的保健食品。

如果肠胃不好，难以消化谷薯中的膳食纤维，则可选用绿叶蔬菜代替。也可制作水果羹，在补充膳食纤维的同时，还起到了开胃健胃的作用。

孕妈妈在加餐时可以多吃一些全麦面包、麦麸饼干、红薯、菠萝片、消化饼等点心，以补充膳食纤维，防治便秘和痔疮。

不宜用水果代替蔬菜

虽然水果和蔬菜都有丰富的维生素，但是两者还是有本质区别的。水果中的膳食纤维成分并不高，但是蔬菜里的膳食纤维成分却很高。

热点：膳食纤维食物引起胀气怎么办

膳食纤维能够促进肠道蠕动，清除体内废物，防止脂肪堆积，但是大量食用富含膳食纤维的食物，会强迫胃肠蠕动，加重胃肠压力，引起胀气等问题。

首先，孕妈妈在食用富含膳食纤维的食物时，就要注意摄入量，每天一定不要超量。其次，注意不要单纯吃一种富含膳食纤维的食物，特别是粗粮，应轮换着吃，在做的时候也要将粗粮煮软烂。如果已经因为摄入膳食纤维过多引起腹胀了，孕妈妈也别着急，首先晚餐减少摄入高膳食纤维的食物，吃一些养胃、顺气的食物，如白萝卜、山药等。并在睡觉前保持情绪稳定，做一些促进胃肠排气的动作，如在床上平躺后，两手抱住膝盖，将膝盖压向腹部，重复此动作 10~30 次，之后用一只手按住肚脐，以顺时针、逆时针方向各按摩 50 次左右。

DHA：不可缺少的"脑黄金"

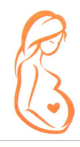

DHA（二十二碳六烯酸）是一种不饱和脂肪酸，和胆碱、磷脂一样，都是构成大脑皮层神经膜的重要物质，能维护大脑细胞膜的完整性，并有促进脑发育、提高记忆力的作用，故有"脑黄金"之称。DHA还有助于胎宝宝视网膜细胞的生长发育。

缺乏症状 人体自身难以合成DHA，必须从食物中获取。如果母体中缺乏DHA，就会影响胎宝宝大脑和视网膜的发育，甚至产生孕妈妈流产、早产的危害。

每天补多少

据世界卫生组织（WHO）及国际脂肪酸和脂质研究学会（ISSFAL）的倡议，怀孕和哺乳期女性每日DHA的摄取量为300毫克。孕妈妈每日吃一条手掌大小的鱼，就能有效补充DHA。

最佳瘦孕补充方案

从孕18周开始，就进入了胎宝宝大脑中枢神经元分裂和成熟最快的时期，孕妈妈持续补充足量的DHA，将有利于胎宝宝的大脑发育。

富含DHA的食物包括：鱼虾类，如鲈鱼、鲑鱼、沙丁鱼、鳝鱼、竹节虾等；蛋类，如鸡蛋、鸭蛋等。这类食物富含蛋白质，但脂肪含量较少，孕妈妈不用担心长胖。如果对鱼类过敏或者不喜欢鱼腥味，孕妈妈也可以适当食用藻类食物，其中的DHA含量虽然不如以上食物，但也比较可观。除此之外，孕妈妈还可以在医生指导下服用DHA补充剂。

另外，坚果类如核桃仁、瓜子中含有的α-亚麻酸也是制造DHA的原料，孕妈妈也不能忽视。

热点：DHA补充剂一定要买进口产品吗

很多孕妈妈知道补充DHA的重要性，有的孕妈妈迷信进口的DHA补充剂，但其实选择国产补充剂更适合。这是由于中国海域的鱼产品中DHA含量比大西洋及其他海域的高，所以国产的DHA营养品含DHA更高，因此，孕妈妈选择国产品比进口产品更实惠。

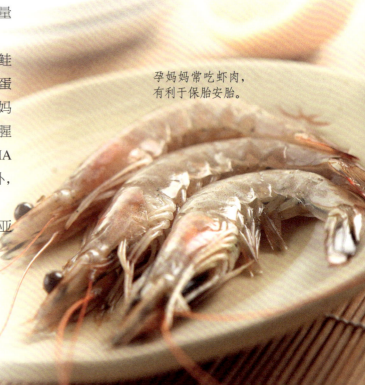

孕妈妈常吃虾肉，有利于保胎安胎。

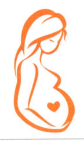

α-亚麻酸：提高胎宝宝智力

α-亚麻酸为人体必需脂肪酸，是组成大脑细胞和视网膜细胞的重要物质。α-亚麻酸的作用是控制基因表达，优化遗传基因，能够影响胎宝宝脑细胞的发育，降低神经管畸形和各种出生缺陷发生的概率。

缺乏症状：α-亚麻酸在人体内不能自动合成，必须从外界摄取。如果α-亚麻酸摄入不足，会产生α-亚麻酸缺乏症，导致胎宝宝发育不良，出生后智力低下，视力不好，反应迟钝，抵抗力弱；缺乏α-亚麻酸，孕妈妈会觉得睡眠差、烦躁不安，疲劳感明显，产后乳汁少、质量低。

每天补多少

世界卫生组织建议孕产期每日补充1000毫克的α-亚麻酸为宜。

最佳瘦孕补充方案

孕早期和孕晚期都是孕妈妈重点补充α-亚麻酸的时期。

亚麻籽油是从亚麻的种子中提取的油脂，其中富含超过50%的α-亚麻酸。含α-亚麻酸多的食物还包括：核桃和深海鱼虾类，如石斑鱼、左口鱼、鲑鱼、海虾等。孕妈妈用亚麻籽油炒菜或者每天吃几个核桃，都可以补充α-亚麻酸。不过孕妈妈在吃核桃等坚果时，应注意控制食用量，避免摄入油脂过量，导致肥胖。

热点：补充了DHA还需要补充α-亚麻酸吗

α-亚麻酸可以在体内转化成DHA，那么有些孕妈妈会疑惑，既然补充了DHA，还需要补充α-亚麻酸吗？答案当然是需要的，α-亚麻酸在进入体内后，与机体内的酶发生反应，进一步合成EPA和DHA，这个过程是不可逆的，补充α-亚麻酸能够使补充的营养更全面、更安全、更科学。

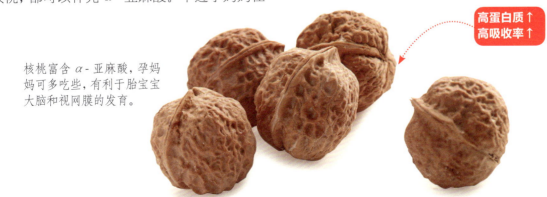

核桃富含α-亚麻酸，孕妈妈可多吃些，有利于胎宝宝大脑和视网膜的发育。

高蛋白质↑
高吸收率↑

Part1 孕期必需的22种营养素：壮宝宝，瘦妈妈

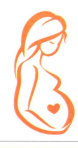

卵磷脂：让胎宝宝更聪明

卵磷脂是细胞膜的组成部分，保障大脑细胞膜的健康及正常功能，确保脑细胞的营养输入和废物输出，保护脑细胞健康发育。卵磷脂既是神经细胞间信息传递介质的重要来源，也是大脑神经髓鞘的主要物质来源。充足的卵磷脂可促进胎宝宝大脑发育。

缺乏症状　孕期缺乏卵磷脂，将影响胎宝宝大脑的正常发育，甚至会导致胎宝宝机体发育异常。孕妈妈则会感觉疲劳、心理紧张、反应迟钝、头昏头痛、失眠多梦。

每天补多少

现代研究结果表明，孕期卵磷脂的每日补充量以500毫克为宜。孕妈妈每天坚持吃1个鸡蛋就能够满足日常所需了。

食用大豆补充卵磷脂

偏胖及超重的孕妈妈在补充卵磷脂的时候，往往会担心因为摄入高油、高胆固醇的食物而影响健康，这种情况可以选择食用大豆等富含卵磷脂的植物类食品补充。

最佳瘦孕补充方案

卵磷脂是非常重要的益智营养素，它可以提高信息传递速度和准确性，提升大脑活力，增强记忆力。孕期缺乏卵磷脂，将影响胎宝宝大脑的正常发育，甚至会导致发育异常。因此，孕妈妈应常吃富含卵磷脂的食物。

含卵磷脂多的食物包括：蛋黄、大豆、谷类、动物肝脏、鳗鱼、玉米油、葵花子油等，但营养较完整、含量较高的主要为大豆、蛋黄和动物肝脏等食物。

日常生活中多吃蛋黄、豆浆、凉拌豆腐、木耳炒肉片和鱼头汤，这些都是卵磷脂的食物来源，尤其是吃鱼头汤时，既要喝汤也要吃鱼肉。

需要注意的是，食用油、动物肝脏等的热量较高，因此孕妈妈一定要坚持控制饮食，避免营养过剩引起体重飙升。

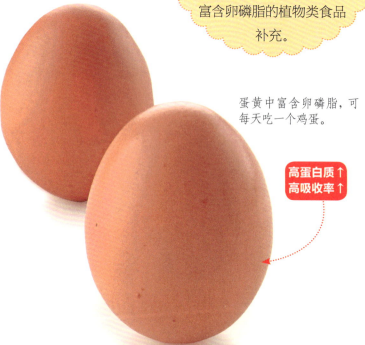

蛋黄中富含卵磷脂，可每天吃一个鸡蛋。

高蛋白质↑
高吸收率↑

热点：怎样选购卵磷脂

孕妈妈需要坚持补充卵磷脂，以维持、促进孕妈妈的健康和胎宝宝的大脑发育，一般孕妈妈通过饮食即可获取到充足的卵磷脂，不需要额外添加卵磷脂补充剂。如果医生告诉孕妈妈要多补充卵磷脂，这时再服用一些补充剂也不晚。现在就告诉孕妈妈怎么选择优质的卵磷脂补充剂。

首先，看磷脂酰胆碱的含量。一般胶囊类补充剂中磷脂酰胆碱含量约在15.7%；颗粒状补充剂中，磷脂酰胆碱的含量应在24%左右。

其次，注意产品是健字号还是食字号。标注健字号的卵磷脂成分与食字号的补充剂成分有很大差别，食字号的产品只能起到日常补充卵磷脂的作用，而健字号的卵磷脂产品才具有明确的预防和辅助治疗功效，孕妈妈要留意。

最后，要注意补充剂的安全性。由于卵磷脂制作工艺不同，安全性也有差异，最好咨询销售人员，选择在生产过程中不添加有机溶剂、通过低温物理提取制成的产品。

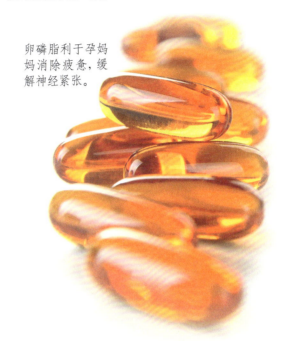

卵磷脂利于孕妈妈消除疲惫，缓解神经紧张。

健脑瘦孕明星餐单

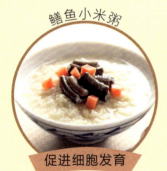

鳝鱼小米粥
促进细胞发育

鳝鱼中含有丰富的DHA和卵磷脂，能促进胎宝宝各器官组织细胞的发育，而且鳝鱼肉质细腻，热量不高，不易让孕妈妈长胖。

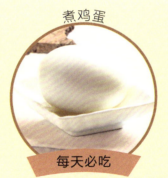

煮鸡蛋
每天必吃

鸡蛋的蛋黄中含有卵磷脂等营养成分，每天食用一个鸡蛋可以满足大部分孕妈妈对卵磷脂的需要。水煮鸡蛋不会让孕妈妈摄入过多油脂，可以避免长胖。

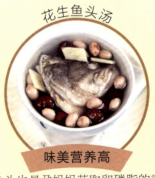

花生鱼头汤
味美营养高

鱼头也是孕妈妈获取卵磷脂的重要来源，而且做汤喝营养丰富、有饱腹感，在保证摄入丰富营养的前提下，避免孕妈妈吃得过多引发肥胖。

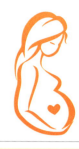

维生素A：视力和皮肤的"保护神"

维生素A又名视黄醇，可促进胎宝宝视力的发育，增强孕妈妈机体的抗病能力，有益于牙齿和皮肤黏膜健康。维生素A还能有效预防肥胖，避免孕妈妈因体重过高影响顺产。

缺乏症状　维生素A缺乏时，表现为皮肤、黏膜干燥，抵抗力下降，还会影响胎宝宝皮肤和骨骼的生长发育。

最佳瘦孕补充方案

天然维生素A只存在于动物体内。动物的肝脏、鱼肝油、奶类、蛋类及鱼子是维生素A的极好来源。

在红色、橙色、深绿色植物类食物中含有β-胡萝卜素，通过胃肠道内的一些特殊酶的作用可以催化生成维生素A。

维生素A与磷脂、维生素E和维生素C及其他抗氧化剂并存时较为稳定。因此，与脂类一起烹调有利于维生素A的吸收和利用。

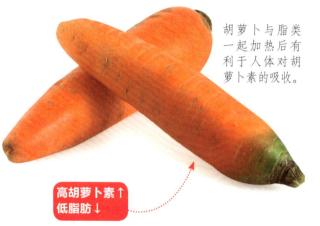

胡萝卜与脂类一起加热后有利于人体对胡萝卜素的吸收。

高胡萝卜素↑ 低脂肪↓

每天补多少

孕期维生素A的日摄入量以3300国际单位为宜。80克鳗鱼、65克鸡肝、75克胡萝卜、125克圆白菜或200克金枪鱼中的任何一种，都能满足孕妈妈的每日所需。

纯素食孕妈妈注意补充β-胡萝卜素

由于天然维生素A只存在于动物体内，纯素食，即连蛋奶都不食用的孕妈妈要注意摄入一些富含β-胡萝卜素的食物，如胡萝卜、红心甜薯、菠菜、苋菜、杏、芒果等。

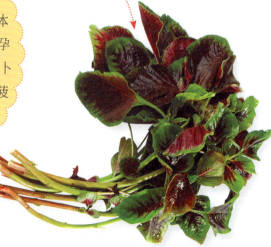

高钙↑ 低脂肪↓

孕妈妈适量食用苋菜既可提高自身免疫力，又利于胎宝宝骨骼的发育。

另外，需要注意的是，维生素A与β-胡萝卜素在高温和紫外线环境下易被氧化，烹饪时将含维生素A或者β-胡萝卜素的食物与脂类搭配，则有利于吸收。

热点：近视孕妈妈补充维生素A可避免宝宝近视吗

宝宝出生后是否会得先天性近视眼与遗传有一定关系，如果孕妈准爸均为高度近视，胎宝宝出生后近视的概率就较大，即使不是一出生就成为近视，也会成为近视基因的携带者，一旦受到环境的影响，就可能发展为近视。那么这样的孕妈准爸通过补充维生素A能避免宝宝近视吗？遗憾的是答案是否定的。

孕妈妈在孕期补充维生素A，可以促进胎宝宝眼部细胞发育，避免胎宝宝出生后患上夜盲症，但并不能避免宝宝的近视，也不能降低宝宝得近视眼的概率。所以近视、高度近视的孕妈妈不要盲目地补充维生素A了，因为维生素A补充过量对孕妈妈的健康和胎宝宝的发育都不利。

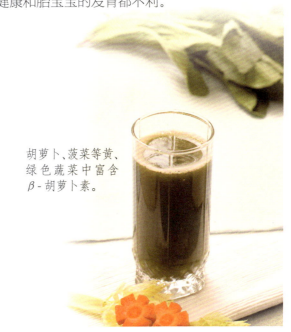

胡萝卜、菠菜等黄、绿色蔬菜中富含β-胡萝卜素。

⭐ 护肤明目瘦孕明星餐单

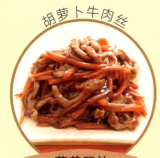

胡萝卜牛肉丝

营养互补

胡萝卜含有丰富的β-胡萝卜素，是人体生成维生素A的原料，牛肉中的油脂可使胡萝卜中的β-胡萝卜素得到良好吸收，并且不会让孕妈妈疯狂长肉。

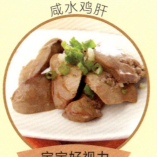

咸水鸡肝

宝宝好视力

鸡肝富含维生素A，这是合成视紫质的重要原料，对于维持胎宝宝的正常视力起着重要作用。鸡肝的脂肪含量低，每周吃一两次鸡肝，孕妈妈并不用担心增重太多。

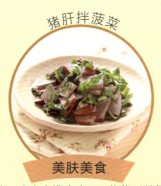

猪肝拌菠菜

美肤美食

猪肝中富含维生素A，菠菜可以帮助孕妈妈补铁，加强孕妈妈肌肤抗氧化能力，给孕妈妈一个红润好气色。作为凉菜食用能够少摄入脂类，避免孕妈妈长胖。

维生素 B_1：神经功能的重要助手

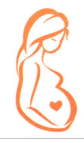

维生素 B_1 又被称为"精神性的维生素"，它不但对神经组织和精神状态有良好的影响，还参与糖的代谢，对维持胃肠道的正常蠕动、消化腺的分泌、心脏及肌肉等的正常功能起重要作用。维生素 B_1 能帮助胎宝宝生长发育，并维持正常的代谢。

缺乏症状　维生素 B_1 缺少时，神经组织中的碳水化合物代谢首先受到阻碍，从而引起多发性神经炎和脚气病，轻则食欲差、乏力、膝跳反射消失；重则出现抽筋、昏迷、心力衰竭等症状。

每天补多少

在整个孕期中，维生素 B_1 的每日摄入量都要达到1.5毫克，孕妈妈每天都吃主食，并在选择大米、面粉时优先选择标准米面即可，同时定期适量吃些糙米饭补充维生素 B_1。

最佳瘦孕补充方案

粮谷类、豆类、坚果类等食物中维生素 B_1 含量丰富，尤其在粮谷类的表皮部分含量更高，所以平时除了规律吃米饭之外，孕妈妈还要适当进食一些粗粮，有利于获得丰富的维生素 B_1。

在动物内脏如猪肾、猪心、猪肝，蛋类如鸡蛋、鸭蛋，绿叶菜如芹菜叶、莴笋叶中，维生素 B_1 的含量也较高，此外，在蜂蜜、土豆中也含有一定量的维生素 B_1。

维生素 B_1 普遍存在于常见食物中，孕妈妈每天可以根据喜好、摄入总热量的需求更换食材，在补充营养的同时，避免因营养过剩长胖。

维生素 B_1 在酸性或者酸性加热环境中稳定，而在紫外线或者高温碱性溶液中非常容易被破坏，所以熬粥时不要放碱，以利于维生素 B_1 的吸收。

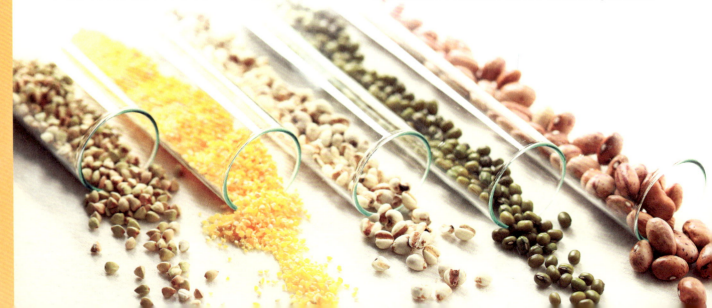

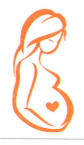

维生素 B_2：避免胎宝宝发育迟缓

维生素 B_2 又称核黄素，是人体许多黄素辅酶的组成成分，它会参与机体内三大产能营养素（蛋白质、脂肪、碳水化合物）的代谢过程，将食物中的添加物转化为无害的物质，促进机体生长发育，增强记忆力，强化肝功能，调节肾上腺素的分泌，保护皮肤。

缺乏症状　缺乏维生素 B_2 会造成碳水化合物、脂肪、蛋白质、核酸的代谢无法正常进行。在孕早期会加重妊娠反应，在孕中期会引发口角炎、唇炎、眼部疾病、皮肤炎症，还会导致胎宝宝营养供应不足，生长发育迟缓。

每天补多少

孕期维生素 B_2 的每日摄入标准是 1.7 毫克，一般孕妈妈在孕期正常、均衡的饮食中都能满足这个需求。

最佳瘦孕补充方案

动物性食物中维生素 B_2 含量较高，尤以动物肝脏含量丰富，奶、奶酪、蛋黄、鱼类罐头等食品中含量也不少，小麦胚芽粉也含有维生素 B_2。

光照和碱性环境、水煮方式都会破坏食物中的维生素 B_2，在保存和食用的时候要避免以上情况。此外，磺胺药剂、雌激素、酒精也不利于维生素 B_2 的稳定吸收。

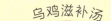

促发育瘦孕明星餐单

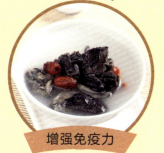

乌鸡滋补汤 — 增强免疫力

乌鸡含多种营养素，其中维生素 B_2、蛋白质含量较高，脂肪含量相对较少，既可调节人体免疫力，也不易让孕妈妈长胖。

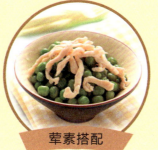

豌豆鸡丝 — 荤素搭配

豌豆富含维生素 B_2，鸡肉能够提供优质蛋白质，荤素搭配，营养丰富且热量较低，孕妈妈不用担心长肉。

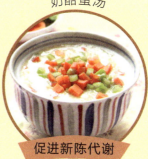

奶酪蛋汤 — 促进新陈代谢

奶酪营养丰富，尤其是维生素 B_2、钙含量丰富，口味和酸奶类似，是孕妈妈喜欢的味道。而且奶酪能促进新陈代谢，增加孕妈妈每天的热量消耗，避免孕妈妈长胖。

维生素 B_{12}：有造血功能的维生素

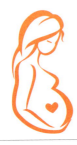

维生素 B_{12} 是人体三大造血原料之一，除了对血细胞的生成及中枢神经系统的完善起到关键作用外，还有消除疲劳、恐惧、气馁等不良情绪的作用，可以说对胎宝宝的生长发育和孕妈妈的身体健康都非常重要。

缺乏症状

缺乏维生素 B_{12} 会出现肝功能和消化功能障碍，孕妈妈会有食欲不振、身体虚弱、精神抑郁、体重减轻、皮肤粗糙等症状，还有可能引起贫血症，这些都不利于胎宝宝的成长。

每天补多少

孕期推荐量为每日 2.6 毫克，2 杯牛奶（500 毫升）中所含的维生素 B_{12} 就可以满足孕期一天的需要。

此外，180 克软干奶酪中所含的维生素 B_{12} 也可以满足人体每日所需。只要不偏食或长期素食，孕妈妈一般不会缺乏维生素 B_{12}。

最佳瘦孕补充方案

维生素 B_{12} 只存在于动物食品中，其中肉和肉制品是主要来源，尤其是牛肉和动物内脏，在鱼以及牛奶、鸡蛋、奶酪中含量也很丰富。

孕妈妈在补充维生素 B_{12} 时应注意，维生素 B_{12} 很难直接被人体吸收，和叶酸、钙质一起摄取可促进维生素 B_{12} 的吸收利用，有利于维持人体的功能活动。

热点：产检结果显示缺维生素 B_{12}，应该怎么补

有些孕妈妈在产检之后，得到缺乏维生素 B_{12} 的诊断，这时不仅要保持每日摄入全面的营养，还要有意识地增加维生素 B_{12} 的摄入。不过人体对于维生素 B_{12} 的需求量并不多，所以在医生没有给出补充剂的情况下，孕妈妈仍应以食补为主，多吃一些动物食品，每周吃两次动物肝脏，不过每次不要超过 50 克，避免过量摄入胆固醇。如果医生已经开了补充剂，就应当按照医嘱服用，同时保证每日三餐营养均衡，尽量避免出现补充过量的情况。

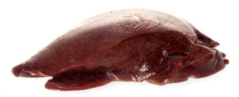

猪肝是理想的补血佳品，孕妈妈可适当吃些。

一般不需要特别补充

维生素 B_{12} 是人体内每天需要量较少的一种营养素，过量摄入会产生毒副作用，也会给肝脏造成负担，所以要适量补充，一般孕妈妈只要保证每天均衡饮食、不挑食即可满足需求。

维生素C：提高免疫力

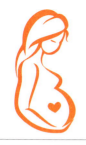

维生素C又称为抗坏血酸，能够预防坏血病，还可促进胶原组织形成，维持牙齿和骨骼的发育，促进铁的吸收，最为人熟知的是它能增强机体的抗病能力，促进伤口愈合，并具有防癌、抗癌作用。对于胎宝宝来说，它可以预防胎儿发育不良。

缺乏症状

怀孕期间缺乏维生素C，不仅影响孕妈妈对铁的吸收，出现孕期贫血，还会引发牙龈肿胀出血、牙齿松动，并影响胎宝宝对铁的吸收，出现新生儿先天性贫血及营养不良。

每天补多少

孕期推荐量为每日130毫克。满足这个需求的食物及其食用量为：半个番石榴，90克西蓝花，2个猕猴桃，150克草莓，125克茴香，150克菜花或250毫升橙汁。

在治疗孕期缺铁性贫血时，如果同时补充维生素C，可以促进铁的吸收，达到事半功倍的效果。

最佳瘦孕补充方案

维生素C多存在于新鲜蔬菜和水果中，水果中的酸枣、柑橘、草莓、猕猴桃等含量较高；蔬菜中以西红柿、辣椒、豆芽含量较多。另外，蔬菜中的维生素C，通常叶部比茎部含量高，新叶比老叶含量高，有光合作用的叶部含量最高。

维生素C不耐热

维生素C不耐热，因此不论是从蔬果中摄取还是服用补充剂，都要避免高温，在烹调食物时应缩短加热时间，服用补充剂时用凉白开或温水送服。

在制作菜肴时，应采用先洗后切的处理顺序，洗菜时速度要快，烹调时应快炒，少加或不加水，都能有效减少维生素C的流失。

一般的孕妈妈只要坚持每天进食适量的新鲜蔬菜和水果，基本不会缺乏维生素C，如果本身是缺乏维生素C的孕妈妈，则需要注意补充，如有必要，需咨询医生后合理服用维生素C补充剂。

热点：孕期能吃维生素C泡腾片吗

在孕期，孕妈妈适度补充维生素C，对保证孕妈妈健康、避免胎宝宝发育不良都有好处。有不少孕妈妈在孕前会用泡腾片补充维生素C，但是怀孕后就不确定能否再食用泡腾片了。营养师表示，孕期可以用维生素C泡腾片泡水喝，不过还是要遵循不过量的补充原则。

另外，维生素C泡腾片不能直接吞服，否则容易引起窒息，泡泡腾片的水温不宜过高，避免维生素C遭到破坏，而且溶于水中的维生素C易被氧化，不宜长时间放置，最好现泡现喝。

维生素 D：骨骼生长促进剂

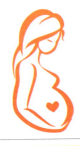

维生素 D 是所有具有钙化醇生物活性的类固醇的统称，是一种脂溶性维生素，其中以维生素 D_2 与维生素 D_3 最重要。维生素 D 可以增加钙和磷在小肠的吸收，调节钙和磷的正常代谢，维持血中钙和磷的正常浓度，促使骨和软骨达到正常的钙化。

缺乏症状：孕期缺乏维生素 D，可使成熟的骨骼脱钙而发生骨质软化症和骨质疏松症，严重者甚至会出现骨盆畸形，影响分娩。胎宝宝缺乏维生素 D，会影响牙齿萌出，严重的还会导致先天性佝偻病。

每天补多少

孕期推荐量为每日 10 微克，如果有足够的日照时间，再选择以下食物的任何 1 份，就不必为每日的维生素 D 摄入而担心了：35 克鲱鱼片，60 克鲑鱼片，50 克鳗鱼或 2 个鸡蛋加 150 克蘑菇。

最佳瘦孕补充方案

多晒太阳，吃富含维生素 D 的食物，就可以补充足够的维生素 D。维生素 D 主要存在于海鱼、动物肝脏、蛋黄和瘦肉中。另外像脱脂牛奶、鱼肝油、奶酪、坚果、海产品和添加维生素 D 的营养强化食品，也含有丰富的维生素 D。

晒太阳时间以每周 2 次，每次 10~15 分钟，不涂抹防晒霜为宜。如果因为季节或者地域因素影响晒太阳，孕妈妈可以通过口服维生素 D 来补充身体所需，要谨遵医嘱，切勿过量，否则无益。

热点：阴天、雾霾天气怎么补维生素 D

孕妈妈通过晒太阳可以促进体内生成维生素 D，但遇到阴天下雨或是雾霾天气，孕妈妈很难得到有效的日照，就容易造成维生素 D 缺乏。这时候，就需要孕妈妈从饮食或是补充剂中额外补充一些维生素 D，以满足每日所需。

在日照不充足的情况下，孕妈妈可以通过进食来弥补体内合成不足的情况，比如饮食中增加一杯牛奶或是一小块鳗鱼肉。

维生素 D 补充剂也是很好的补充途径，但是孕妈妈一定要注意用量，最好能够咨询医生后再决定服用剂量。

饮食不规律易缺维生素 D

维生素 D 是一种每天都必须摄取的维生素，饮食不规律、偏食的孕妈妈较容易缺乏维生素 D，因此更要注意补充。

维生素E：养颜又安胎

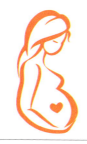

维生素E有很强的抗氧化作用，可以延缓衰老，预防溶血性贫血，促进胎宝宝的良好发育，在孕早期常被用于保胎安胎。医学上常采用维生素E治疗男女不孕不育及先兆流产，所以维生素E又名生育酚。

缺乏症状　孕妈妈缺乏维生素E容易引起毛发脱落、皮肤多皱、胎动不安或流产后不易再受精怀孕等，长期缺乏维生素E还会影响胎宝宝的大脑功能。

每天补多少

孕期推荐量为每日14毫克。孕妈妈用富含维生素E的植物油炒菜，即可获得充足的摄入量。

最佳瘦孕补充方案

维生素E广泛存在于动植物食物中，植物油中含量最多，尤其是小麦胚芽油、棉子油、玉米油、葵花子油、花生油及芝麻油等。葵花子富含维生素E，孕妈妈只要每天吃2勺葵花子油，即可满足一日所需。

另外，谷物的胚芽、许多绿色植物、肉、奶油、奶、蛋等也是维生素E非常好的来源。

需要注意的是，长时间高温烹调会使食材和植物油中的维生素E大量丢失，所以要尽量避免。

如果口服硫酸亚铁，要和维生素E错开8小时，以免影响吸收。

热点：孕期能不能服用维生素E补充剂

维生素E不仅能够养颜，还能预防先兆流产，对孕妈妈和胎宝宝的健康都有好处，一般在怀孕初期，医生会建议孕妈妈注意补充维生素E。但是此时有不少细心的孕妈妈发现很多大品牌市售的维生素E补充剂都标明孕妇禁用，这让孕妈妈很困惑，难道孕期不能服用维生素E补充剂吗？

其实不然，虽然维生素E广泛存在于各种食物中，但是一天摄取的维生素E中有60%~70%将随着排泄物排出体外，体质较弱、平时偏食的孕妈妈还是需要在孕早期通过维生素E补充剂额外补充。

那么为什么很多大品牌的维生素E补充剂孕妈妈不能吃呢？这是因为这些禁食的市售维生素E的主要功效是给普通女性做美容养颜使用的，其中维生素E成分较高，孕期长期食用会对胎宝宝造成伤害。因此，需要服用维生素E补充剂的孕妈妈在购买前一定要看清楚是否是孕妇专用的。

> **每天一小把坚果能美容**
>
> 想通过补充维生素E达到美容效果，吃的会比擦的效果好，比较方便又不容易让孕妈妈长胖的方法是每天坚持吃一小把坚果，不过一定不要超量。

钙：宝宝骨骼壮，妈妈不抽筋

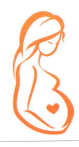

钙是人体必需的常量元素，是牙齿和骨骼的主要成分，钙离子是血液保持一定凝固性的必要因子之一，也是体内许多重要酶的激活剂。钙能维持胎宝宝大脑和骨骼以及机体的发育，保持孕妈妈心血管的健康，有效避免孕期炎症，并减轻水肿。

缺乏症状　缺钙会使孕妈妈易患骨质疏松症，情绪容易激动，也易引起孕期相关疾病。缺钙还会使胎宝宝发育不良，易患先天性佝偻病。

每天补多少

随着胎宝宝的成长，孕妈妈对钙的摄取也不断增多。以孕早期每日800毫克、孕中期每日1000毫克、孕晚期每日1200毫克为宜。

孕妈妈每日饮用300~500毫升牛奶就能满足身体需求，不喜欢牛奶的孕妈妈可在医生指导下服用钙制剂。

补钙宜少量多次

少量多次补钙比一次大量补钙的吸收效果好，如果是服用钙片补钙的孕妈妈，可选择剂量小的钙片，每天分两次或三次口服。

最佳瘦孕补充方案

奶和奶制品是钙的优质来源，钙含量丰富且吸收率高。虾皮、芝麻酱、大豆等食物都能提供丰富的钙质。

含钙高的食物要避免和草酸含量高的食物如菠菜、韭菜、空心菜、苋菜、笋等一同烹饪，以免影响钙质吸收。

发生缺钙现象，可根据医生的建议服用钙剂。

虽然孕期补钙很重要，但是盲目补钙不可取。孕妈妈如果大量服用钙片，胎宝宝易得高血钙症，还会影响出生之后的体格和容貌。

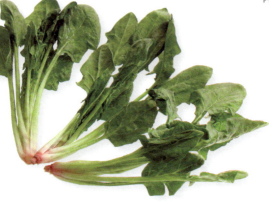

菠菜的草酸含量高，要避免和含钙高的食物一同烹饪。

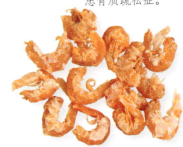

虾米营养丰富，经常食用可防止孕妈妈患骨质疏松症。

热点：骨头汤补钙、放醋熬骨头汤都不可信

相信很多孕妈妈都听说过骨头中钙含量很高的说法，于是想用多喝骨头汤的方法来补钙，为了"熬"出更多的钙，将骨头汤煮得非常久。殊不知，喝骨头汤补钙的效果并不是特别理想，因为动物骨骼中所含的钙质，不论多高的温度，其溶解度都很低，过久烹煮并不利于骨头中钙质析出，反而会破坏骨头中的蛋白质，而且汤会变得很油腻，孕妈妈喝了易感觉不适。

有人说，在熬骨头汤时加入一些醋，能够帮助骨头中的钙质析出，这也是不可信的，因为骨头中的钙多以一种结晶状态存在，即使经过加醋熬煮也很难溶于汤中，孕妈妈喝了骨头汤，也不能吸收到足量的钙，根本起不到补钙的作用。

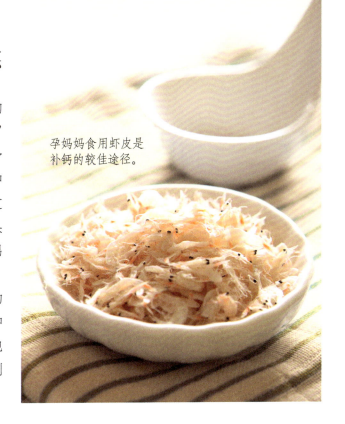

孕妈妈食用虾皮是补钙的较佳途径。

高钙瘦孕明星餐单

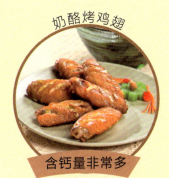

奶酪烤鸡翅

含钙量非常多

奶酪是含钙量非常多的奶制品，其中的钙很容易被吸收，是孕妈妈的好选择，而且鸡翅的脂肪含量在肉类中较低，为孕妈妈补充蛋白质的同时，又不易让孕妈妈长胖。

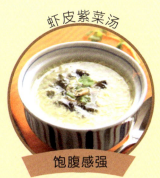

虾皮紫菜汤

饱腹感强

虾皮和紫菜都是补碘补钙的佳品，也简单易做、热量低、饱腹感强，是孕妈妈补钙、瘦孕的好选择。

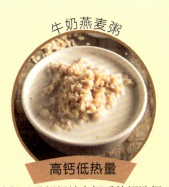

牛奶燕麦粥

高钙低热量

牛奶是孕妈妈补充钙质的好选择，燕麦热量较低，其富含的膳食纤维还能预防便秘，将这款粥做主食食用，孕妈妈不用担心增重过快。

铁：远离贫血，拥有好气色

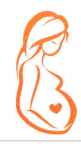

铁在人体中含量为四五克，含量虽小作用却特殊。它主要负责氧的运输和储存，参与血红蛋白的形成，将充足的养分输送给胎宝宝。孕周越长，胎宝宝发育越完全，需要的铁就越多。适时补铁还可以改善孕妈妈的睡眠质量，让孕妈妈养足精力迎接分娩。

缺乏症状

孕期缺铁会发生缺铁性贫血，影响身体免疫力，使孕妈妈感觉到头晕乏力、心慌气短，并干扰胚胎的正常分化、发育和器官的形成。胎宝宝缺铁则容易出现宫内缺氧、生长发育迟缓，甚至会在出生后有智力障碍。

每天补多少

怀孕期间，铁的需求达到孕前的两倍：孕早期每日至少摄入15~20毫克，孕晚期每天摄入量为20~30毫克。

最佳瘦孕补充方案

食物中的铁分为血红素铁和非血红素铁。血红素铁主要存在于动物血液、肌肉、肝脏等组织中。植物性食物中的铁均为非血红素铁，主要存在于各种粮食、蔬菜、坚果等食物中，特别是山药、葡萄干、花豆、菠菜、小麦、麦芽等。

不吃影响铁吸收的食物

抑制铁吸收的因素有草酸、植酸、鞣酸、膳食纤维和钙，如麸皮、苹果、绿豆等食物；茶与咖啡也会影响铁的吸收。

孕妈妈在补铁的同时应注意维生素C的摄入，这样有利于铁的吸收。

如果孕妈妈需要用药物补铁，应在医生指导下进行，避免过量补铁，过量的铁将影响锌的吸收利用。

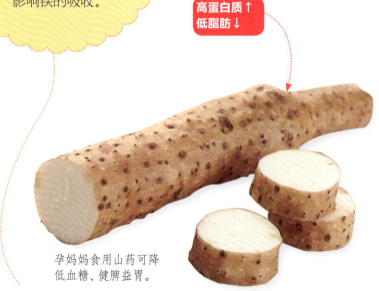

高蛋白质↑ 低脂肪↓

孕妈妈食用山药可降低血糖、健脾益胃。

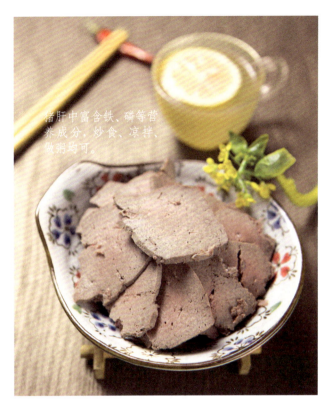

猪肝中富含铁、磷等营养成分,炒食、凉拌、做粥均可。

热点:铁剂怎么吃

因为胎宝宝需要铁来维持自身发育,所以孕妈妈如果不注意补充,很容易出现缺铁引起的贫血。医生也会根据孕妈妈的身体情况开一定量的铁剂,但是除了按医生给的剂量服用铁剂外,孕妈妈还应注意以下两点:

第一,服用铁剂应坚持"小量、长期"的原则。小量既能避免孕妈妈出现铁中毒的情况,也能提高吸收率。长期原则主要是提醒孕妈妈不要在贫血情况改善后就立即停服铁剂,因为这样做,很容易造成缺铁性贫血再次发生,孕妈妈应在贫血情况改善后坚持服用铁剂6~8周,以便体内存储铁。

第二,适宜在饭后服用铁剂。孕妈妈也许没有注意过,铁剂并不是任何时候都可以吃的,最好是在饭后服用,以减轻对胃肠道的刺激,规避因铁剂刺激引起的恶心呕吐。

补血瘦孕明星餐单

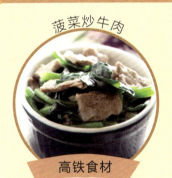

菠菜炒牛肉

高铁食材

牛肉、菠菜都是含铁量丰富的食物,有利于改善缺铁性贫血的情况。选择较瘦的牛肉,能够降低脂肪的摄入量,适量吃并不会让孕妈妈变成胖妈妈。

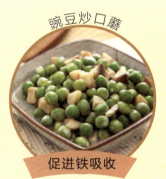

豌豆炒口蘑

促进铁吸收

豌豆的铁、钙等营养素含量都较高,口蘑中的维生素C含量较高,能促进铁吸收,而且口蘑的热量很低,孕妈妈常吃也不会发胖。

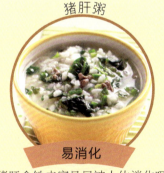

猪肝粥

易消化

猪肝含铁丰富且易被人体消化吸收,是孕妈妈补充铁质的好来源,与大米煮粥可减少烹炒的油、盐,进而减少摄入的热量,作为主食,还能帮助控制体重。

碘：促进甲状腺发育

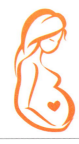

碘是人体必需的微量元素之一，负责调节体内代谢和蛋白质、脂肪的合成与分解。碘是人体甲状腺素的组成成分，甲状腺素能够促进人体的生长发育，同时也是维持人体正常新陈代谢的主要物质。胎宝宝需要足够的碘来确保身体的发育。

缺乏症状：孕妈妈缺碘，会使胎宝宝甲状腺素合成不足，导致大脑皮层中分管语言、听觉和智力的部分发育不全，还可造成流产、死产、先天畸形，增加新生儿的致畸率和死亡率。

每天补多少

孕期碘的摄入量为每日230微克，相当于每日6克碘盐。

最佳瘦孕补充方案

含碘丰富的食物有海带、紫菜、海蜇、海虾等海产品，如果因为孕早期的妊娠反应需要忌口，可在日常烹饪时使用含碘食盐。

在孕晚期，每周进食1次海带，或食用含碘食盐，就能为孕妈妈补充足够的碘。

别让碘浪费了

孕妈妈应该避免摄入硝酸盐和硫氰酸盐，它们会妨碍身体将碘转化为甲状腺激素，影响孕妈妈和胎宝宝的健康。受污染的水中含有硝酸盐，二手烟中含有硫氰酸盐。

含碘食物与含β-胡萝卜素、脂肪的食物一起食用，吸收效果更好。在吃含碘食物时，不妨吃一点胡萝卜。

需要注意的是，碘遇热易升华，加碘食盐应存放在密闭容器中，于阴凉处保存，炒菜时在菜熟后再加入碘盐，食用海带先洗后切，都能减少碘的流失。

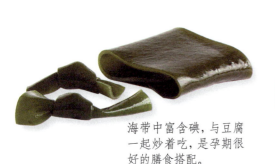

海带中富含碘，与豆腐一起炒着吃，是孕期很好的膳食搭配。

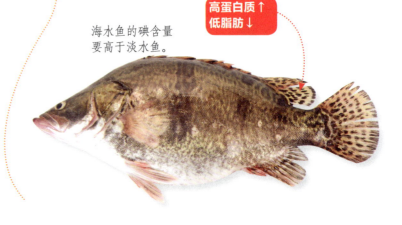

海水鱼的碘含量要高于淡水鱼。

高蛋白质↑ 低脂肪↓

协和营养专家教你：瘦孕就得这样吃

热点：用碘盐补碘够吗

补碘不宜过量，一般来说，每日食用6克碘盐便可补充足够的碘。可是很多孕妈妈都听到身边人说，补碘要多吃点儿海带，市面上还有很多碘的补充剂，难道用碘盐补不够吗？

首先，孕妈妈要知道自己的身体状况，如果身体健康，平时营养摄取均衡，那么就不用非要买补充剂来补碘，每日注意摄入碘盐，每周补充一些海带、海蜇、贝类等富含碘的食物即可。如果孕妈妈经过医生诊断为需要通过补充剂补碘，那么就要按照医嘱选购补充剂。

碘盐是否能满足孕妈妈对于碘的需要，还需要看孕妈妈的烹饪习惯。因为碘盐受热易分解出碘，而碘易挥发流失，如果习惯在高温爆炒时放碘盐，碘的吸收率就会大大降低，这时候就需要孕妈妈多吃一些富含碘的食物了；而在做凉拌菜时放入盐，碘的摄入率最高，是利用碘盐补充碘的最佳方案。

因此，孕妈妈既要根据自身情况补碘，也要选对补碘的方法。如果孕妈妈不能确定，最好的方法就是咨询你的产科医生。

孕妈妈尽量避免在高温爆炒时放碘盐，否则碘的吸收率会大大降低。

补碘瘦孕明星餐单

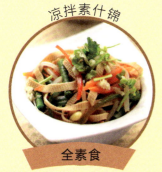

凉拌素什锦 — 全素食

此菜的食材丰富，营养全面，海带能帮孕妈妈和胎宝宝补充足量的碘和维生素，所用食材都是低热量食材，制作过程中少油少调料，是一道清淡的控制体重的美食。

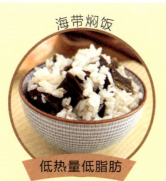

海带焖饭 — 低热量低脂肪

海带是公认的补碘食物，它也是低热量、低脂肪食物，将它与米饭一起焖制，能增加孕妈妈对膳食纤维的摄入，帮助孕妈妈稳定增重。

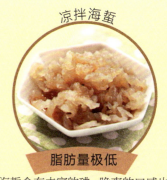

凉拌海蜇 — 脂肪量极低

海蜇含有丰富的碘，脆爽的口感也深受妊娠反应强烈的孕妈妈喜爱。且海蜇的脂肪含量极低，1000克海蜇含脂肪约1克，常吃也不会让孕妈妈长胖。

锌：加快代谢促顺产

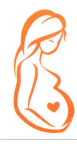

锌被誉为"生命的齿轮"，它对新生命的重要性是不言而喻的。锌对提高孕妈妈的免疫功能、提高生殖腺功能也有极其重要的影响。临产前，孕妈妈血锌水平偏低，子宫收缩无力，易造成难产。因此，摄入足量的锌，对顺产意义重大。

缺乏症状　孕期缺锌，会使胎宝宝发育迟缓，大脑发育和体重增长变慢，严重的还会干扰胎宝宝中枢神经系统的发育，甚至会造成中枢神经系统畸形。孕妈妈缺锌还会造成子宫收缩减弱，无法顺产，增加分娩时的危险性。

每天补多少

孕期每日补充锌的推荐量为7.5~9.5毫克，通过日常食用海产品、肉类、鱼类就可以得到补充。如果严重缺锌，可以服用医生开的补充剂来补充。

最佳瘦孕补充方案

锌在牡蛎中含量十分丰富，鱼、牛肉、羊肉及贝壳类海产品中也含有比较丰富的锌。

谷类中的植酸会影响锌的吸收，孕妈妈补锌以动物性食品为宜。

锌和维生素A、维生素C、蛋白质一起服用可以增强人体免疫力，在做孕期营养餐时不妨将食物进行科学搭配后食用。

热点：吃不下饭可能是缺锌

孕早期，孕妈妈出现妊娠反应，会表现出恶心、干呕、没胃口，看见油腻的食物、闻到难闻的气味就会觉得恶心，这个时候食欲也会随之下降，这是正常的生理现象。但是有的孕妈妈不仅在有妊娠反应的孕早期吃不下饭，到了孕中期也觉得食欲不佳，或是有的孕妈妈从怀孕开始就有非常严重的孕吐情况，并且妊娠反应持续时间较长，甚至出现味觉、嗅觉障碍，严重影响了孕妈妈的饮食和胎宝宝的营养供给，这都可能是缺锌引起。如果出现此种情况，孕妈妈最好及时到医院进行检查，在医生的指导下调节饮食，进行补锌。

没有食欲的孕妈妈适宜食用口感清淡的食物，如咸鲜的贝类、微甜的花生等，以免因为食物油腻、腥膻让孕妈妈更难下咽。

素食孕妈妈容易缺锌

锌更多存在于肉类、鱼类、贝类中，素食孕妈妈因为不吃肉，容易因为摄取不足导致缺锌。平时素食孕妈妈可以通过摄入大豆、核桃、花生等食物补锌。

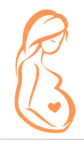

铜：保证优生优育

铜是一种人体必需的微量元素，对血液、中枢神经和免疫系统有重要影响，还可以促进卵子生长、增强羊膜韧性。对胎宝宝来说，铜也是非常重要的元素，胎宝宝的发育过程需要铜的参与，以保证发育正常。

缺乏症状

孕妈妈体内缺铜，血浆中铜蓝蛋白的浓度势必会降低，从而诱发贫血，引起头晕、眼花、胸闷等症状，还会降低羊膜韧性及弹性，引发早产。胎宝宝缺铜可能会造成胎儿畸形或"先天性发育不足"，并导致新生儿体重减轻、智力低下及患缺铜性贫血等问题。

每天补多少

孕妈妈每天摄入铜约为2毫克，主要通过一日三餐的饮食摄取。

最佳瘦孕补充方案

补铜的途径应以食补为主，富含铜的食物是动物肝肾、肉类（尤其是家禽）、水果、西红柿、青豌豆、马铃薯、贝类、紫菜、可可及巧克力等。另外，含铜较高的食物还有粗粮、坚果、豆类、葡萄干等。

随着孕月的增加，孕妈妈体内铜的浓度会逐渐上升，这可能与胎宝宝长大，体内雌激素水平增高有关。因此，一般营养摄入均衡、身体健康的孕妈妈不需要额外补充铜剂，以免补铜过量致畸。

需要注意的是，缺铜的孕妈妈在饮食补铜的时候，最好少吃糖。因为糖会阻碍人体对铜的吸收，降低食物补铜的效果。

热点：血铜要超标了，是不是不能补铜了

微量元素铜是保证母婴健康、预防早产的重要营养素，需要通过食物补充，但是补充过量也会对胎宝宝有不良影响。

有些孕妈妈发现，产检的时候血铜含量高了，就开始担心，是不是自己补充过量了，于是开始盲目"断铜"。

其实不然，因为胎宝宝的发育以及孕妈妈自身激素的变化，体内铜含量随着孕期发展而有所上升，一般无需太过担心，应当询问医生是不是需要调整饮食，少吃一些含铜量高的食物；而对于补充铜剂的缺铜孕妈妈来说，更不能随意停止补铜，一定要听从医生的建议。

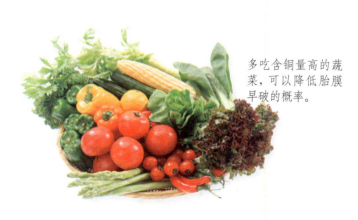

多吃含铜量高的蔬菜，可以降低胎膜早破的概率。

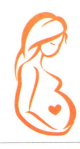

硒：预防胎宝宝畸形

硒是人体生命活动中必需的微量元素之一，是人体内的抗氧化剂，能提高人体免疫力，激活体液免疫，预防孕妈妈患上妊娠高血压疾病，预防胚胎发育不良、畸形，防止镉引起胎盘坏死。

缺乏症状 胎宝宝缺硒，会造成脂代谢紊乱，抗自由基的能力减弱，自身保护机制降低，导致胚胎发育受阻，发育迟缓，胎宝宝发育不良、畸形等。

每天补多少

孕期每日补硒量为50~100微克，可以从日常作为主食的大米以及蛋类、海鲜产品、肉类、动物肝脏中补充到较多的硒。

最佳瘦孕补充方案

动物的肝脏富含硒，但因其胆固醇含量较高，长期、过多食用，对身体有害，而且会让孕妈妈体重飙升。而水果、蔬菜基本不含硒，粗粮的麸皮中含有少量的硒。

孕妈妈补硒可以选择蛋类食物，每100克鸡蛋中含硒量约为23.3微克，要高于同等质量的猪肉。孕妈妈多食用一些糙米等粗粮也是补硒的好方法，也可以选用牡蛎、大虾等海鲜补充硒，但是要注意不宜大量、长期食用，以免砷、汞等有害物质损害健康。

热点：补硒也要吃蔬菜、水果

虽然蔬菜、水果中基本上不含硒元素，但孕妈妈也别忽视水果和蔬菜的重要性，因为虽然肉类、蛋类、谷物等食物富含硒，但吸收利用率较低，吃一些富含维生素A、维生素E的蔬菜和水果能够提高人体对硒的吸收。因此，在以肉食、谷物补硒的同时，孕妈妈还是要吃蔬菜和水果的。

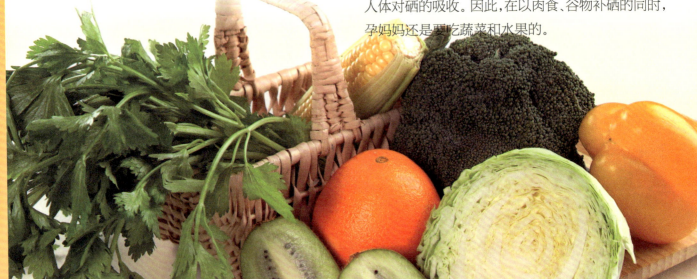

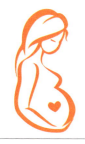

水：生命的源泉

水是一切生命的源泉，占人体体重68%的是水，人的血液中83%也是水。作为体内重要的溶剂，水负责各类营养素在体内的吸收和运转。怀孕之后，体内的血液总容量将增加40%~50%，水把更多的营养带给胎宝宝，还要满足孕妈妈日益增加的自身需要。

缺乏症状 孕期缺水可能导致体内代谢失调，甚至代谢紊乱，引起疾病。妊娠后期脱水会引起宫缩，导致早产。

每天补多少

孕妈妈应每天喝6~8杯水，再加上食物中含的水共计2000毫升。

在怀孕早期每天摄入的水量以1000~1500毫升为宜，孕晚期则最好控制在1000毫升以内。

盲目大量摄入鲜榨果汁会使血糖增长过快，所以孕妈妈每天饮用果汁不宜超过500毫升。

最佳瘦孕补充方案

多喝水可以排出体内毒素，改善便秘，防止痔疮。切忌口渴才饮水，每隔2小时喝1次水，每日6~8次为宜。不要喝反复煮沸的开水以及没有烧开的自来水。冬瓜、苦瓜、黄瓜、丝瓜这些"富水蔬菜"，含人体所需的多种营养素，其汁液天然纯净还有清热、利尿的作用，用来榨汁是非常好的日常保健饮品。

★ 补水瘦孕明星餐单

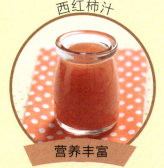

西红柿汁 — 营养丰富

用黄瓜、西红柿等蔬果榨汁，既能补充水分，也能摄入膳食纤维、维生素等营养。低热量、低糖且不添加任何糖分的蔬果汁并不会让孕妈妈长胖。

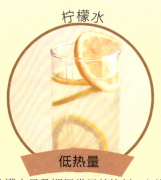

柠檬水 — 低热量

柠檬水是孕期很常见的饮料，它能帮助孕妈妈补充维生素C和水分，也能缓解妊娠反应带给孕妈妈的不适，而且，它的低热量非常适合需要控制体重的孕妈妈。

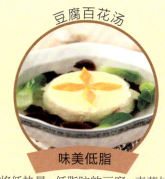

豆腐百花汤 — 味美低脂

将低热量、低脂肪的豆腐、青菜加水做成汤，营养丰富、味道鲜美，是很好的补充水分的方法。

Part1 孕期必需的22种营养素：壮宝宝，瘦妈妈

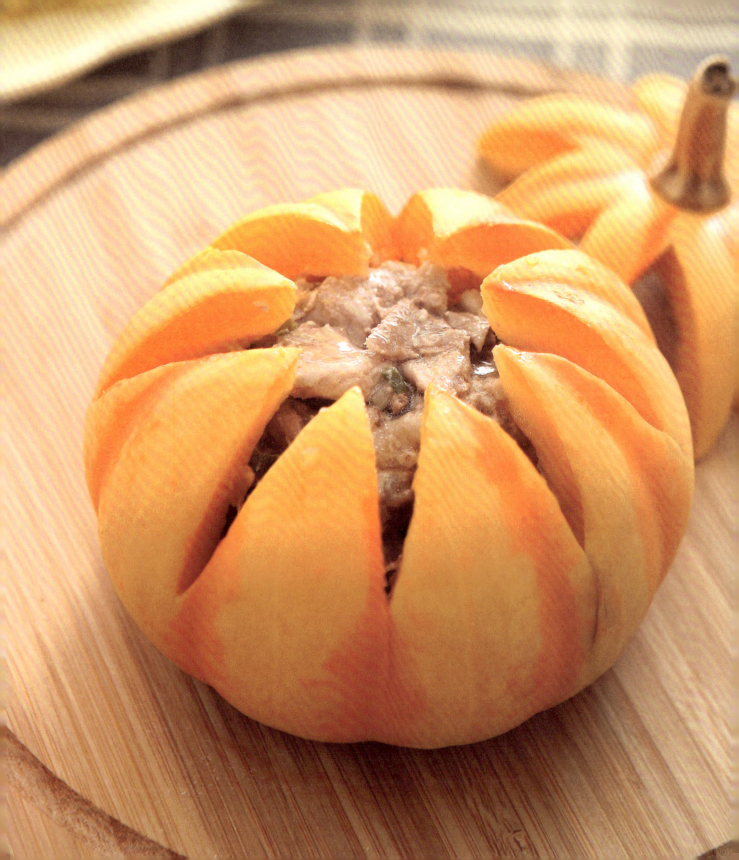

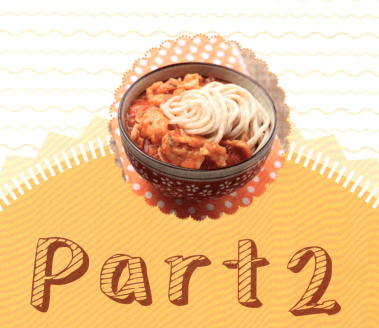

Part 2

吃对食材，
营养和瘦孕可以兼得

如何做好孕期的饮食调养是孕妈妈最关心的问题，下面将会告诉孕妈妈在怀孕期间能吃什么、怎么吃、吃多少，让孕妈妈享受瘦孕的过程，也让胎宝宝拥有一个好体质。

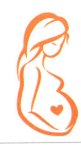

蔬菜类

蔬菜是孕妈妈每日必不可少的食物，它可以给孕妈妈提供丰富的膳食纤维、维生素等营养。

香菇：低热量高营养

从孕期、分娩到产后，香菇都是优选食品。香菇是高蛋白、低脂肪、低碳水化合物，且富含维生素和矿物质的保健食品。

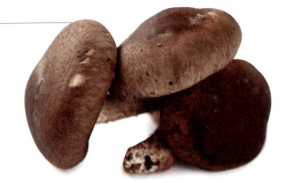

食补功效

香菇中含有维生素D原，它经紫外线照射会转化为维生素D，被人体吸收，对于增强人体抗病能力起着重要作用。而且，香菇含有抗病毒活性的双联核糖核酸类，还含有一种多糖，能提高机体对病毒的抵抗力，具有明显的抗肿瘤活性和调节机体免疫功能的作用。

因为香菇中含有某些核酸物质，能起到降血压、降血脂、降胆固醇的作用，所以可以预防妊娠高血压等疾病。

香菇还是有益于肠胃的食物之一，孕期多吃香菇，可以让孕妈妈远离便秘困扰。

不仅如此，香菇还能有效去除体内的自由基，对抗衰老，让孕妈妈始终保持着孕前的活力。

这样吃滋补不长肉

首先，孕妈妈要学会挑选好的香菇，新鲜香菇以菇香浓郁，菇面平滑稍带白霜，菇褶紧实细白，菇柄短而粗壮的为佳；干香菇以干燥、不霉、不碎的为良品。干香菇宜用低于40℃的净水浸泡0.5~1小时。泡发香菇的水溶液有很多营养物质，过滤之后加入菜中，能提升鲜味和营养。

香菇与脂肪含量较少的鸡肉、鸭肉、鱼肉煮汤，鲜美可口，不但益于肠胃，还有利于营养物质的消化吸收，而且选用脂肪较少的肉类，可以避免因营养过剩而导致的体重超标。香菇与新鲜的青菜搭配也是不错的选择，同样都是热量较低的食物，适合急需控制体重的孕妈妈食用，而且不用担心因此而缺少营养。

🔊 热点：这4种蘑菇孕妈妈别错过

香菇是高营养低热量的菌类，适合孕妈妈食用。不过孕妈妈最好不要只吃一种菌类，这里还有4种蘑菇推荐给孕妈妈食用，也能吃得营养，吃得瘦。

1. 猴头菇：猴头菇同样是一种高蛋白质、低脂肪的食物，它有利于血液循环，能辅助降低胆固醇含量，适合患妊娠高血压疾病的孕妈妈食用，而且其低脂肪的特点也适宜孕妈妈控制体重。

2. 草菇：草菇的维生素C含量高，能促进人体新陈代谢，提高机体免疫力的同时，还能够增加孕妈妈每日热量消耗，帮助控制体重。

3. 金针菇：金针菇含有较多人体必需的氨基酸，能帮助增强体质、降低胆固醇，避免脂肪堆积。

4. 口蘑：口蘑有提神助消化、降血压的作用，经常食用能够预防妊娠高血压疾病，而且能补充铜元素，预防早产。口蘑的热量也不高，孕妈妈不用担心长胖。

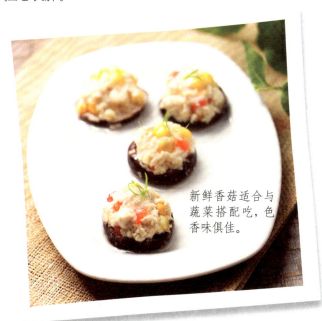

新鲜香菇适合与蔬菜搭配吃，色香味俱佳。

⭐ 菌菇瘦孕明星餐单

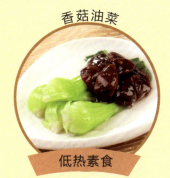

香菇油菜 — 低热素食

香菇、油菜可以为孕妈妈补充膳食纤维、蛋白质等营养素，且热量低、油脂含量低，不容易让孕妈妈长胖。

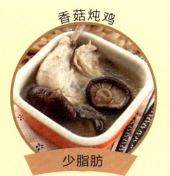

香菇炖鸡 — 少脂肪

香菇与脂肪含量较少的鸡肉一起炖煮，能够为孕妈妈提供大量蛋白质，且不易让孕妈妈长胖。

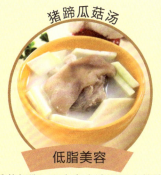

猪蹄瓜菇汤 — 低脂美容

香菇低脂，配合富含胶原蛋白的猪蹄，是一道养颜又避免脂肪摄入超标的美食，适合偏瘦、正常体重的孕妈妈中午食用。

西蓝花：吃多不增重

西蓝花质地细嫩，味甘鲜美，食用后极易消化吸收，适合消化不良的孕妈妈食用。西蓝花中的膳食纤维还能帮助孕妈妈避免脂肪堆积。

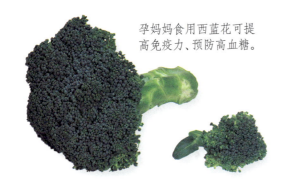

孕妈妈食用西蓝花可提高免疫力、预防高血糖。

食补功效

西蓝花中含有的维生素C能提高肝脏解毒能力，增强机体免疫力，预防感冒和坏血病的发生。

西蓝花中还含有丰富的膳食纤维，能有效降低肠胃对葡萄糖的吸收，进而降低血糖，预防糖尿病的发生，也可以减少糖类物质转化为脂肪，避免孕妈妈体重增长过快。

同时，多吃西蓝花会增强血管壁弹性，而且西蓝花中含有的维生素K可以起到止血凝血的作用，有效预防出血性疾病的发生。

这样吃滋补不长肉

用西蓝花做菜前，应将其放在盐水里浸泡几分钟，能起到去除农药残留的作用。烧煮西蓝花的时间不宜过长，这样能最大限度地减少营养成分的流失。

如果要过油炒食，西蓝花应采用少油快炒的方法，这样才能保留其中的营养成分，而且也不会因为摄入过多油脂让孕妈妈的热量超标。在吃的时候，孕妈妈要细细咀嚼，这样更有利于营养的吸收，也容易增强饱腹感，避免孕妈妈多吃。

热点：西蓝花焯水会不会导致营养流失

西蓝花中的营养物质主要有膳食纤维、多种维生素、钙、镁、锌等，其中有一些维生素在长时间、高温焯烫后会有所流失，因此孕妈妈一定要把控好时间，尽量多地保留营养素。孕妈妈也可以在水中加少许盐，来帮助抑制西蓝花中的营养素溶解到水中。

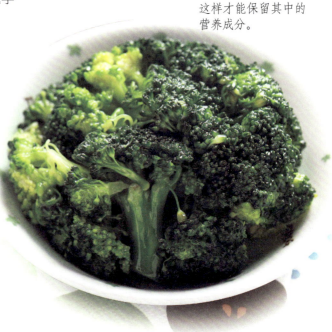

西蓝花应少油快炒，这样才能保留其中的营养成分。

西红柿：缓解妊娠呕吐的高手

西红柿角色多变，人称"蔬菜中的水果"，无论是外形还是滋味，都令人连连称赞，在被孕吐困扰的孕早期，它可是孕妈妈的得力助手。

食补功效

西红柿酸酸甜甜的口感有助于改善食欲，缓解妊娠呕吐。西红柿所含的苹果酸或柠檬酸，有助于胃液对脂肪及蛋白质的消化，可增强孕妈妈的食欲。

西红柿特有的番茄红素有抗氧化损伤和保护血管内壁的作用，对预防妊娠高血压等疾病很有帮助。西红柿富含胡萝卜素，对于孕妈妈贫血、牙龈出血有不错的改善作用。维生素C含量也非常丰富，不仅能帮助孕妈妈补血，还能帮助孕妈妈预防妊娠纹。

这样吃滋补不长肉

生吃西红柿避免了加热过程，可以保留西红柿中大部分的维生素，是补充维生素C的好办法；熟吃西红柿比生吃更易获得番茄红素，因为番茄红素遇油加热后更易被人体吸收，但孕妈妈需要注意，加热时间最好不超过30分钟。加热时间过长，番茄红素就会被自动分解掉。

西红柿的脂肪含量很低，偏胖的孕妈妈可以将晚上加餐换成西红柿，补充营养，又不需要为体重担心。每次食用以1个中等大小的西红柿为宜。

热点：吃西红柿的3种禁忌

1. 未成熟的西红柿不宜吃：未成熟的西红柿含有龙葵碱，孕妈妈吃了会感到不适，严重的还会出现中毒现象，因此，孕妈妈一定不要吃未成熟的青西红柿。

2. 不宜空腹食用：空腹食用西红柿，容易与胃酸发生强烈反应，产生胃肠胀满、疼痛等不适症状。

3. 不与黄瓜同食：黄瓜中有一种分解酶，它会破坏西红柿中的维生素C，导致营养素的流失。

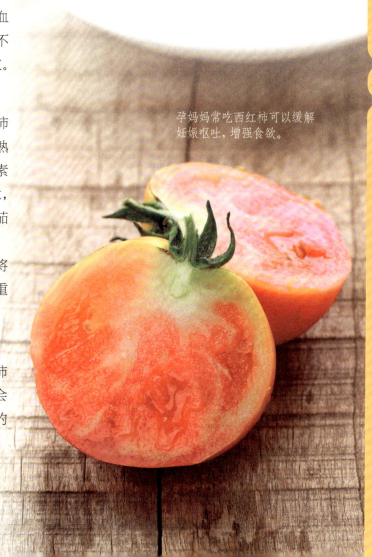

孕妈妈常吃西红柿可以缓解妊娠呕吐，增强食欲。

水果类

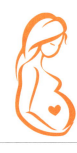

水果营养丰富,孕妈妈适当吃些水果,不仅能增加营养,补充维生素和矿物质,还能促进食欲、帮助消化,对孕妈妈的身体健康、胎宝宝的茁壮发育都很有帮助。

苹果:增加饱腹感

"一天一苹果,医生远离我",苹果不单是健康之果,还是智慧之果,美容之果。能够缓解妊娠呕吐、孕期水肿等多种妊娠反应,还能增强孕妈妈的饱腹感。

苹果要现切现吃

苹果最好现切现吃,不要把切开或削皮后的苹果长时间暴露在空气中,否则暴露在外的果肉与空气接触,会发生氧化反应而变成褐色,影响味道,且容易使营养成分流失。

食补功效

苹果中的胶质和微量元素铬能帮助血糖保持稳定,还能有效降低胆固醇。苹果中富含的钾能帮助孕妈妈预防妊娠高血压疾病、消除水肿。

多吃苹果还可保护肺部免受污染和烟尘的影响,增强肺部功能。苹果中还富含膳食纤维和大量的镁、硫、铁、铜、碘、锰、锌等元素,可促进肠胃蠕动,预防便秘,使皮肤细腻、红润而有光泽。

这样吃滋补不长肉

孕妈妈在孕期每天吃一两个苹果就足够了。苹果最好洗净后直接食用,这样可以更多地保留其中的营养素,也可将苹果与其他蔬果一起榨汁饮用,保留营养的同时还能改善口感。

高膳食纤维↑ 低脂肪↓

苹果富含膳食纤维、有机酸,可以促进孕妈妈肠胃蠕动,预防便秘。

热点：苹果应该早上吃还是晚上吃

有的孕妈妈会在睡前吃一个苹果，尤其是孕中晚期的孕妈妈，会在睡前感觉到饿，吃一个苹果能解饿，而且听说苹果能减肥，睡前吃也不用担心发胖。其实这样的做法并不科学。

苹果更适合早上吃，这是因为苹果中含有大量糖类，作为早餐或上午加餐进食，能够给孕妈妈提供充足的能量，而晚上睡前吃苹果，苹果中的糖类得不到消耗，会转化成脂肪，在孕妈妈的身体里储存下来。而且，晚上睡前吃苹果，胃里的食物还没有完全消化，胃部得不到休息，容易影响孕妈妈的睡眠质量。

消化不好的孕妈妈在早上、上午吃苹果时，最好不要空腹，以免加重胃肠负担，引起不适。

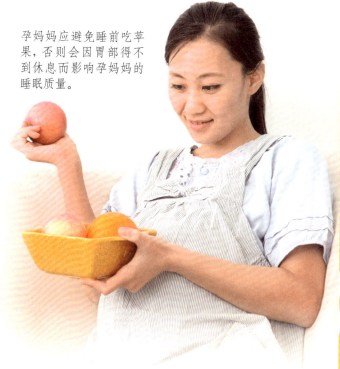

孕妈妈应避免睡前吃苹果，否则会因胃部得不到休息而影响孕妈妈的睡眠质量。

苹果瘦孕明星餐单

什锦苹果羹 — 多种营养

什锦苹果羹用到很多水果，能够更全面地为孕妈妈提供营养。在制作过程中不要加糖，可以减少热量摄入。

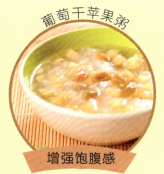

葡萄干苹果粥 — 增强饱腹感

将苹果加入主食，是补充主食中缺少的维生素的好方法，而且能够增强孕妈妈的饱腹感，减少主食的摄入量，避免每日摄入热量超标。

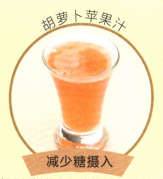

胡萝卜苹果汁 — 减少糖摄入

苹果和胡萝卜混合榨汁可改善口感，让营养更好地被人体吸收。而且苹果味甜，在榨汁的过程中可以不放糖，添加胡萝卜后也能减少孕妈妈对糖的摄入，避免长胖。

橙子：开胃止吐

橙子颜色鲜艳，清香味甜，是深受孕妈妈喜爱的水果之一。橙子中的维生素C含量很高，可提高孕妈妈的免疫力，并有预防坏血病的作用，是孕期的一种保健水果。

食补功效

1个中等大小的橙子，可以提供人体一天所需的维生素C，所含的抗氧化物质还能清除体内有害的自由基，提高免疫力。

橙子中的维生素C可以抑制胆固醇在肝内转化为胆汁酸，减少胆结石形成的概率。

每天喝一两杯鲜榨橙汁，摄入充足的类黄酮，可以加快运送"坏"的低密度脂蛋白（LDL）排出体外，从而降低患心脏病的可能性。

这样吃滋补不长肉

橙子剥皮后，直接吃果肉，补充维生素C的效果最强。还可以将橙子果肉榨汁喝，与其他蔬菜水果搭配能使营养更全面。

橙子最好一天只吃1个，最多不要超过3个，以免因摄入过多糖分而引起胃部不适。吃完后要及时刷牙漱口，以免对口腔和牙齿不利。

热点：牛奶和橙子可以一起吃吗

相信很多孕妈妈都听过牛奶不能和橙子一起吃，因为橙子和牛奶放在一起会出现凝结现象，影响消化。其实不然，孕妈妈在正常进食的情况下，肠道依然能够吸收到牛奶和橙子中的营养物质。另外，牛奶营养丰富，但缺少维生素C，正好可以用橙子来补充，让孕妈妈吸收的营养更全面。

高维生素C↑
低脂肪↓

空腹时不宜食用橙子，否则其中所含的有机酸会刺激胃黏膜，造成胃部不适。

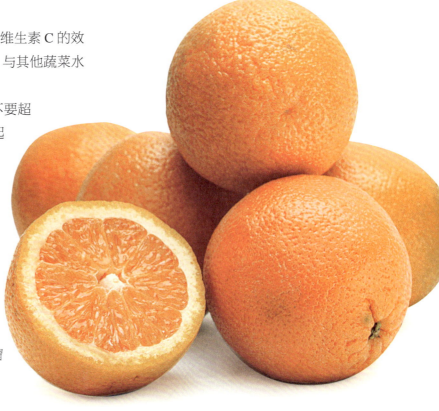

火龙果：水果中的"补铁"高手

来自热带的火龙果富含水溶性膳食纤维、维生素C、铁等营养成分，具有预防便秘、控制体重、防止妊娠斑、补血养颜等功效，孕妈妈可适当食用。

食补功效

火龙果中的铁元素比一般水果要高。铁元素是制造血红蛋白不可缺少的元素，可预防缺铁性贫血，对人体健康有着重要作用。

另外，火龙果含有一般植物少有的植物性白蛋白，白蛋白是具黏性、胶质性的物质，对重金属中毒具有解毒的功效。白蛋白在人体内遇到重金属离子时，会自动与重金属离子结合，由排泄系统排出，起到解毒的作用。因此，食用含白蛋白丰富的火龙果，可避免孕期重金属中毒，保证母婴健康。

火龙果除了含丰富的白蛋白外，还有一种更为特殊的成分——花青素。花青素在葡萄、红甜菜等果蔬中都含有，但以火龙果果实中的花青素含量最高，尤其在红肉种的果实中。它具有抗氧化、抗自由基、抗衰老的作用，还能提高孕妈妈的免疫力。

不过患有糖尿病的孕妈妈一定要慎食火龙果。因为火龙果鲜有现摘现卖，存放后的火龙果中所含的糖分会增加，使孕妈妈血糖升高，危害健康。

这样吃滋补不长肉

建议在餐前食用，这样才能发挥火龙果中胶质对胃壁的保护作用。每天食用1个为宜。吃的时候用刀切掉两头，再在果皮上纵向划一刀（注意不要划到果肉），用手沿刀口把果皮剥去即可。

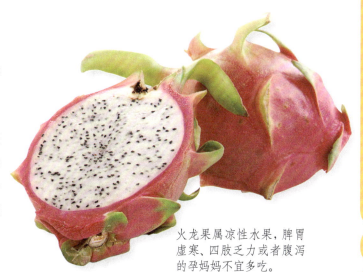

火龙果属凉性水果，脾胃虚寒、四肢乏力或者腹泻的孕妈妈不宜多吃。

🔴 热点：红心火龙果比白心火龙果好吗

市售的火龙果有红心的和白心的，它们两个有什么区别？难道真的是红心火龙果比白心火龙果更好吗？

红心火龙果比白心火龙果含有更多的花青素和胡萝卜素，可以提高孕妈妈免疫力，对保护眼睛有好处，口感也更甜。但并不是说白心火龙果不好，因为白心火龙果有热量更低、膳食纤维量更高的特点，能够帮助超重的孕妈妈控制体重。因此，孕妈妈应根据自己的情况选择，不要盲目只吃红心火龙果。

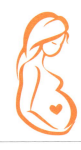

肉蛋奶

肉类、蛋类、奶类中营养含量丰富而且易被人体吸收,孕妈妈别忽视对这三类食物的补充。

鸡蛋:煮、蒸吸收好,热量低

鸡蛋所含营养丰富而且全面,营养学家称之为"完全蛋白质模式"、"理想的营养库",是怀孕和产后常见的营养品。

食补功效

鸡蛋中的蛋白质、卵磷脂可促进肝脏组织修复再生,还可增强代谢功能和免疫功能。孕妈妈食用,可以保证自身和胎宝宝的营养需求。100克鸡蛋黄含铁6.5毫克,足量的铁能够使人面色红润,让孕妈妈在孕期也能拥有好气色。

有的孕妈妈会有这样的感受:怀孕后记忆力有所下降。那么蛋黄可以让你摆脱健忘的困扰。有研究表明,蛋黄中富含"记忆素"——胆碱,美国研究者提出:有控制地供给足够的胆碱,可以改善不同年龄人的记忆力。孕妈妈每天食用一两个蛋黄,就能够保证摄入足够的胆碱。

鸡蛋不要生吃

喝生鸡蛋、开水冲鸡蛋等吃法均不能保证鸡蛋中的细菌被杀死,不利于人体健康,孕妈妈更要忌食。

这样吃滋补不长肉

鸡蛋最好蒸着吃或煮着吃。蒸鸡蛋羹、煎荷包蛋、带皮煮鸡蛋、炒鸡蛋都是很好的吃法,不过煎荷包蛋、炒鸡蛋的热量较高,偏重、超重的孕妈妈应尽量少吃。此外,鸡蛋最好和面食如馒头、面包一起吃,这就可以使鸡蛋中的蛋白质最大限度地被人体吸收。鸡蛋中的维生素C含量不高,所以吃鸡蛋时最好辅以适量的蔬菜。

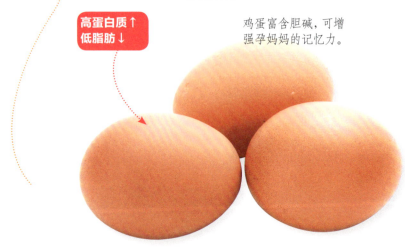

高蛋白质↑ 低脂肪↓

鸡蛋富含胆碱,可增强孕妈妈的记忆力。

热点：蛋黄吃不下怎么办

蛋黄中富含卵磷脂、脂肪、钙、磷、铁等营养素，能够保证胎宝宝脑部发育，而且对孕妈妈也有好处。然而有些孕妈妈吃鸡蛋时会因为蛋黄较干难以下咽，而将鸡蛋黄挑出来，只吃蛋白，这样会损失大量营养。

孕妈妈可以更换烹调方法，将水煮蛋换成蛋花汤或是蒸蛋羹，依然富含营养，而且口感更为细嫩柔滑，热量也不会像煎鸡蛋那样高。

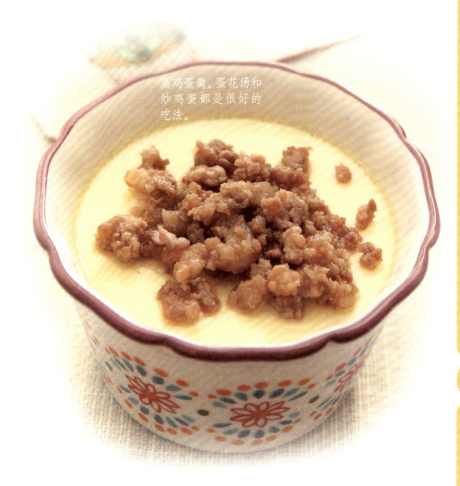

蒸鸡蛋羹、蛋花汤和炒鸡蛋都是很好的吃法。

鸡蛋瘦孕明星餐单

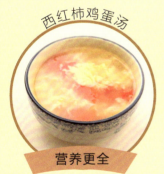

西红柿鸡蛋汤

营养更全

西红柿的维生素含量高，搭配鸡蛋食用，能让孕妈妈获得更丰富的营养，而且西红柿鸡蛋汤的热量低，孕妈妈不用担心长胖。

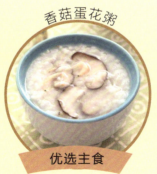

香菇蛋花粥

优选主食

香菇蛋花粥富含蛋白质，能够为孕妈妈提供充足的能量，而且香菇有较强的饱腹感，让孕妈妈能够吃饱又不长胖。

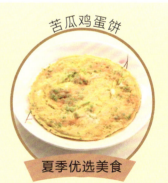

苦瓜鸡蛋饼

夏季优选美食

鸡蛋的高营养配上清热利湿的苦瓜，适合夏季食用，也是适合水肿孕妈妈的上佳美食，还能避免孕妈妈体重飙升。

牛奶：钙的好来源

牛奶的钙含量丰富且易于吸收，如果孕妈妈想从日常饮食中摄取钙质，牛奶是很好的来源。常喝牛奶的孕妈妈，身强体壮，生产更顺利。

食补功效

牛奶含钙丰富易被吸收，磷、钾、镁等多种矿物搭配也十分合理，是孕妈妈补钙、补营养的好选择。而牛奶中的维生素A可以防止皮肤干燥及暗沉；牛奶中含有大量的B族维生素，可以促进皮肤的新陈代谢；牛奶中的乳清蛋白对黑色素有消除作用，可防治多种色素沉着，对孕妈妈的皮肤有很好的保护作用。

另外，中医认为，牛奶味甘、性平、微寒，入心、肺、胃经，可以补虚损、益肺胃，有利于缓解便秘。

这样吃滋补不长肉

早晚是喝牛奶的好时机，早餐喝牛奶，给一天的活动提供充分的营养保证；睡前喝牛奶，有助于睡眠及营养成分的吸收。

热点：乳糖不耐受的孕妈妈怎么喝牛奶

乳糖不耐受主要是指由于人体肠胃中缺乏专门消化乳糖的乳糖酶，而造成人体在食用乳糖后出现消化不良引起的各种不适，比如腹痛、腹泻等。

乳糖不耐受的孕妈妈怎么喝奶补充营养呢？

乳糖不耐受的孕妈妈可以用其他奶制品，如羊奶来代替牛奶补充营养，如果坚持喝牛奶，则要注意以下两点：

1. 切忌空腹饮用牛奶或其他奶制品，因为这样会刺激肠胃，加重乳糖不耐受症状。

2. 应以"少食多餐"的方式每天多次饮用牛奶，这样不仅不会加重肠胃的消化负担，反而会吸收得更好。

最后，提醒乳糖不耐受的孕妈妈，要尽早求医问诊，通过服用乳糖酶缓解症状。

孕妈妈可在喝牛奶前吃点东西，如面包、点心等，这样利于营养成分的吸收。

鸡肉：低脂高蛋白

鸡肉肉质细腻，滋味鲜美，适合各种烹调方法。孕妈妈适当吃鸡肉有滋补养身、温中益气的作用，是孕期增强体力，强壮身体的极佳选择。孕妈妈身体强壮，才能有力气应对分娩。

食补功效

鸡肉是蛋白质含量非常高的肉类之一，有温中益气、益五脏、活血脉、强筋骨、补虚损的功效，能够帮助孕妈妈预防营养不良、乏力疲劳、贫血、虚弱等症状。孕妈妈常吃还可养心安神、滋阴润肤，同时为胎宝宝的健康成长提供保障。

鸡肉中含有大量的磷脂和维生素A，对促进胎宝宝生长发育、帮助孕妈妈和胎宝宝提高免疫力有重要意义。经常喝鸡汤还可以预防感冒。而且，鸡肉中的胶原蛋白可降低人体内的胆固醇和甘油三酯，具有降低血压的作用，有妊娠高血压疾病的孕妈妈，可经常用鸡肉与蔬菜搭配做菜。

这样吃滋补不长肉

鸡肉可以单独炖，也可以与其他蔬菜、肉一起炒、炖食用，营养更丰富。

鸡肉的营养高于鸡汤，所以孕妈妈拿鸡煲汤时，最好连肉带汤一块儿吃。为了避免摄入过多脂肪，将鸡肉炖熟后，最好去掉鸡皮，食用前先将汤上的油撇去。公鸡的肉质较紧致，很难熬出浓汤，所以更适合大火快炒，这样才能保持其鲜嫩的口感和味道。

热点：孕早期吃鸡肉易流产是真的吗

有些孕妈妈怀孕后，家里的老人会告诉孕妈妈，怀孕的前3个月不能吃鸡肉，否则容易滑胎。这是完全没有科学根据的。

鸡肉的蛋白质含量较高，而脂肪含量较低，有很不错的滋补作用，是孕妈妈孕期肉食的上佳之选，孕妈妈不要听信一些没有根据的谣言而错失获取营养又不易长胖的食材。

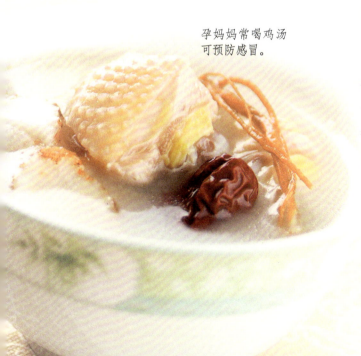

孕妈妈常喝鸡汤可预防感冒。

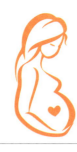

水产类

鱼、虾、海带、贝类等水产类食物大多富含蛋白质,且脂肪含量较少,适合孕妈妈在孕期控制体重时食用。

虾:蛋白质的提供者

虾口味鲜美,营养丰富,可制作多种佳肴。虾的种类繁多,但不管何种虾,都含有丰富的蛋白质,同时,虾还是孕妈妈补钙、补碘的优选食物。

食补功效

虾中富含蛋白质、磷、钙、碘等,有助长体力的作用,能够为体倦乏力、腰膝酸痛的孕妈妈改善症状,而且虾还能使人长时间保持精力集中。

虾肉中富含的碘元素,可预防流产、早产和胎儿先天性畸形等情况,所以孕妈妈常吃虾肉,有利于保胎安胎。另外,虾中含有的营养成分能很好地调节心血管系统,有利于心脏的健康,能够缓解因为子宫挤压到孕妈妈的内脏器官而造成的心慌气短、心跳加速的现象。

这样吃滋补不长肉

虾营养丰富且易于消化,但每次不要多吃,一般食用30~50克为宜。清蒸、盐水白灼等烹饪方法比较能够保持虾的原始风味和营养,而且肉质也更鲜嫩,避免了因油炸、红焖等烹调过程增加的热量,适合需要控制体重的孕妈妈食用。椒盐、油炸、红焖可以让虾的滋味更为鲜美,但因为制作过程中要加入油、糖等调味品,会让孕妈妈摄入过多的热量,因此不建议偏胖或超重的孕妈妈食用。

热点:虾壳要不要吃

孕妈妈在吃水煮虾、清蒸虾时,多将虾肉剥出蘸酱料吃,而剥下的虾壳往往就扔了。其实虾壳也富含营养,对孕妈妈有保健作用,虾壳中不仅富含蛋白质、钙,还含有甲壳素,具有较强的抗癌、降血压、降血脂的作用。孕妈妈可以将虾煮汤,连壳带肉一起食用,偏瘦的孕妈妈可以将虾壳油炸后食用,口感更好。

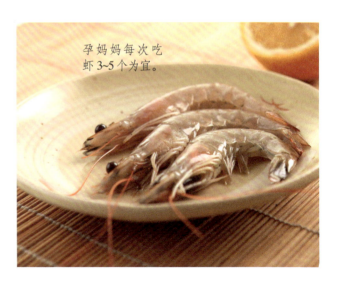

孕妈妈每次吃虾3~5个为宜。

鲈鱼：预防妊娠水肿的安胎美食

鲈鱼是餐桌上常见的鱼类，它肉质细嫩，鱼刺较少，深受孕妈妈的喜爱，还有利水消肿、安胎的保健滋补功效。

食补功效

鲈鱼富含易消化吸收的优质蛋白质、不饱和脂肪及多种微量元素，营养丰富，不易导致长胖，同时还有健脾胃、补肝肾、止咳化痰的作用。其中，鲈鱼的脂肪中的 DHA、EPA 含量在鱼类中也较高，有益于胎宝宝大脑和眼睛的发育。

鲈鱼中还含有较多的维生素 D，能够为孕妈妈辅助补钙，预防骨质疏松，促进胎宝宝骨骼发育。

另外，鲈鱼有一定防治胎动不安的功效，孕妈妈在孕早期和孕晚期可适量多吃一些。

这样吃滋补不长肉

为了防止鲈鱼中宝贵的 DHA 在烹饪时过多流失，适宜采用清蒸或炖的方法烹调，油炸的温度过高会大大破坏 DHA。同时鲈鱼以清蒸最能保持其鲜美滋味，而且可以将热量降到最低，避免孕妈妈因为摄入太多油脂而长胖。

热点：多久吃一次鲈鱼

鲈鱼营养丰富，富含蛋白质、不饱和脂肪酸、铜等营养素，对于孕妈妈维持健康体态、保证胎宝宝正常发育有着较强的促进作用，不过也不能天天都吃，而忽视了对其他营养的摄入，一般孕妈妈保证每周吃一两次鱼即可满足营养所需。

鲈鱼瘦孕明星餐单

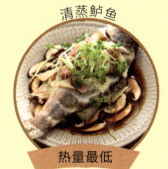

清蒸鲈鱼 — 热量最低

清蒸鲈鱼避免了油煎，调味料也少，是热量最低的烹饪鲈鱼的方法，孕妈妈适量吃不用担心长胖。

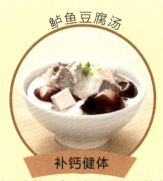

鲈鱼豆腐汤 — 补钙健体

此汤中的豆腐可帮助孕妈妈补充钙质，与鲈鱼一同煮汤，不仅味道鲜美，还可补充植物蛋白和动物蛋白，有助于孕妈妈强健体魄。

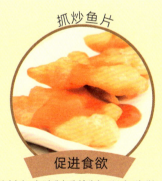

抓炒鱼片 — 促进食欲

将鲈鱼肉腌制后煎制，配上酸甜口味的酱汁，能够增强孕妈妈的食欲。不过抓炒鱼片热量较高，孕妈妈一次吃一两块即可。

蛤蜊：补锌，为顺产添助力

蛤蜊有花蛤、文蛤等种类，是高蛋白、高矿物质、低脂肪的贝类食物，也是孕妈妈补锌的首选食材。孕期常吃蛤蜊有利于营养平衡，为顺产加分。

食补功效

蛤蜊中富含钙和磷，可以强健孕妈妈的骨骼，并有利于胎宝宝骨骼的生长。孕妈妈适当吃蛤蜊，还有刺激食欲、化痰利尿的作用。蛤蜊中的铁元素也比较丰富，孕妈妈常吃，能使脸色红润、有光泽，有预防妊娠期缺铁性贫血的作用。充足的铁质供给，也利于胎宝宝的生长，并能为胎宝宝的出生储备铁质。

蛤蜊中锌含量较高，能够帮助孕妈妈增强体力，改善体质，给孕妈妈增添产力，有利于缩短产程，让生产变得更顺利。除此之外，蛤蜊中还富含铜，能够预防胎膜早破而导致的早产。

这样吃滋补不长肉

蛤蜊肉宜蒸食、煮食或炖汤，能较好地保持其鲜美的滋味，也不会让孕妈妈摄入过多的油脂，有利于孕妈妈控制体重。煮蛤蜊的时候，要在冷水中放入蛤蜊，以中小火煮至汤汁略泛白，这时的鲜味就完全出来了。不要加味精和盐，这样才能保持它的鲜味，还有利于保持其天然的营养。

热点：蛤蜊怎么洗才干净

蛤蜊肉质鲜美，但含有较多泥沙，怎么才能清洗得更干净，让孕妈妈吃着口感更好呢？

首先，把买回来的新鲜蛤蜊放入清水中冲洗，用手或牙刷搓洗几次，将外壳上的脏东西去除掉。

然后，在水中加入食盐或香油（也可两者都放），浸泡2小时左右，让蛤蜊吐出体内的泥沙。

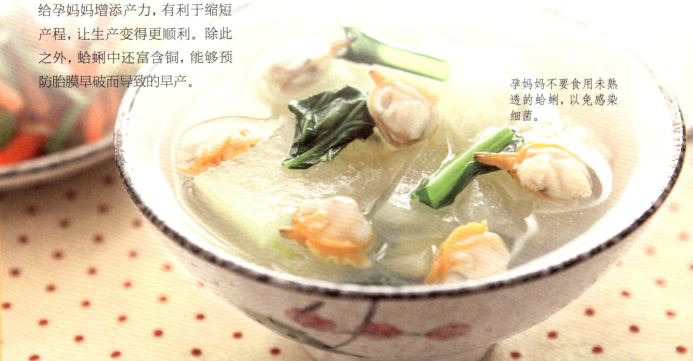

孕妈妈不要食用未熟透的蛤蜊，以免感染细菌。

海带：矿物质的宝库

海带素有"长寿菜"和"海上之蔬"的美誉，含有丰富的碘、钙、锌等矿物质，对维持孕妈妈健康很有帮助，孕妈妈在整个孕期都应适量吃一些海带。

孕妈妈不宜食用过多的海带，否则会因为补碘过量影响胎宝宝的甲状腺发育。

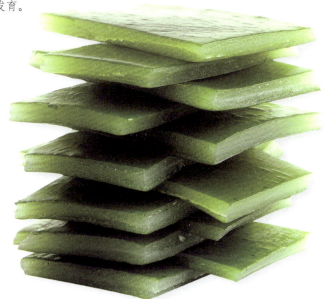

食补功效

海带中含有大量的碘，可以刺激垂体，使女性体内雌激素水平降低，纠正内分泌失调，进而保护乳腺，避免增生。当胎宝宝的甲状腺开始起作用时，也需要充足的碘以维持其健康发育。同时，丰富的碘能使孕妈妈和胎宝宝同时受益，让孕妈妈的头发有光泽，让胎宝宝的头发更浓密。

海带中富含可溶性膳食纤维、钙、磷、铁、B族维生素等营养成分，可利尿消肿，润肠通便。孕晚期时，适当吃些海带，或用海带与冬瓜做汤喝，不仅能消水肿，还有助于控制体重。

这样吃滋补不长肉

海带中富含碘，豆类或豆腐中富含蛋白质等营养成分，豆腐与海带一起做汤吃，是孕期理想的膳食，而且脂肪含量少，作为晚餐食用不宜发胖。凉拌海带时，为保证海带鲜嫩可口，用清水煮约15分钟即可，时间不宜过久。

孕妈妈需要注意，海带中含有毒元素砷，可在烹调前用清水洗净，在水中浸泡12~24小时再吃，在此期间勤换水。

热点：吃海带有禁忌

海带富含膳食纤维，能帮助孕妈妈增强饱腹感，有效控制孕期体重增长。

一般孕妈妈都可以吃海带，但脾胃虚寒的孕妈妈一次不可吃太多的海带；患有甲亢的孕妈妈不要吃海带。

另外，吃海带后不要立刻吃酸涩的水果，因为酸涩的水果中含有植物酸，会阻碍人体对海带中铁的吸收。

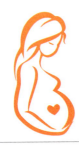

谷薯类

谷薯类食物可以为孕妈妈提供碳水化合物、蛋白质、膳食纤维及B族维生素,是孕期必不可少的食物之一。

玉米:粗粮中的"营养皇后"

营养学家一致认为,在人类所有的主食中,玉米的营养价值和保健作用是最高的。在提倡孕期多吃粗粮的今天,玉米无疑是孕妈妈的理想粗粮之一。

食补功效

鲜玉米中含有大量天然维生素E,可以延缓细胞衰老,降低血清胆固醇。鲜玉米中的维生素A可防治干眼症、气管炎、皮肤干燥及神经麻痹。鲜玉米中富含的赖氨酸(干玉米中极少),是人体必需的营养成分。

鲜玉米中丰富的膳食纤维,能防止胆结石的形成,降低血清胆固醇的浓度,避免血脂异常,还可减少胃肠疾病的发生。吃新鲜玉米还可使牙齿得到锻炼,促进唾液分泌,保护牙龈。

玉米胚尖营养丰富

吃玉米时应把玉米粒的胚尖全部吃掉,因为玉米的许多营养都集中在这里。

这样吃滋补不长肉

烹调过程可使玉米获得更有营养价值的活性抗氧化剂,所以玉米熟吃更佳。食用量以每餐100克为宜。新鲜玉米上市的时候,孕妈妈可以每天吃1根。

将煮玉米作为主食的一部分,不仅可以补充丰富的B族维生素,还能摄入大量的膳食纤维,增强饱腹感、促进胃肠道消化能力,减少热量摄入、促进脂肪排出,是孕妈妈控制体重增长的好助手。

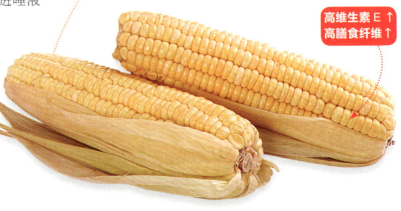

玉米中的维生素E可以延缓细胞衰老,降低血清胆固醇,有利于健康。

高维生素E↑
高膳食纤维↑

热点：选择黄玉米还是白玉米

一般市面上常见的玉米主要有两种——黄色玉米和白色玉米，它们不仅品种不同，营养也有些差异，那么究竟选择哪一种好呢？

黄色的玉米一般以水果玉米和普通的老玉米居多。水果玉米中蛋白质、膳食纤维、B族维生素、硒等营养素含量都要比老玉米高，但是其中的糖分也比较高，而且大部分是蔗糖和葡萄糖，不适合患有妊娠糖尿病的孕妈妈食用。老玉米的膳食纤维含量高且可溶性糖含量很低，适合患有妊娠糖尿病和超重的孕妈妈食用。

白色的玉米主要是糯玉米，糯玉米富含维生素A、维生素B_1，其中淀粉含量较高，不适合孕期体重增长过快的孕妈妈，而且由于白色的糯玉米更易消化吸收，容易使孕妈妈的血糖快速升高，所以也不适宜血糖偏高的孕妈妈食用。

此外，市面上常见的还有紫玉米，其中多了花青素，有抗氧化、抗衰老的作用，孕妈妈也可以买来吃。

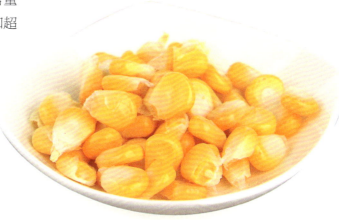

玉米可用来与肉类煲汤，这样营养价值更高。

玉米瘦孕明星餐单

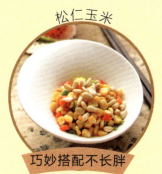

松仁玉米

巧妙搭配不长胖

松仁中所含的脂肪主要为不饱和脂肪酸，可降低血脂，与膳食纤维丰富的玉米同食，并不会让孕妈妈因为摄入脂肪而长胖。

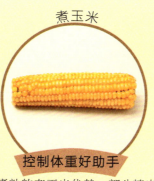

煮玉米

控制体重好助手

用煮熟的老玉米代替一部分精米精面的主食，可以增强饱腹感，避免摄入过多碳水化合物导致体重超标，是孕期控制体重的好助手。

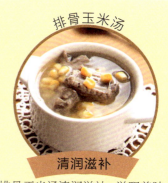

排骨玉米汤

清润滋补

排骨玉米汤清润滋补、滋阴养肺。煮制过程不宜太长，避免过多的脂肪析出，溶解到汤中，加重油腻感，使孕妈妈体重飙升。

小米：止吐、开胃、滋补样样行

小米粒小，色淡黄或深黄，质地较硬，制成品有甜香味，是孕妈妈补养身体的佳品。孕妈妈可用小米蒸饭、煮粥，磨成粉后可单独或与其他面粉掺和制做饼、窝头、发糕等。

食补功效

小米中含有铁、钙、碳水化合物和脂肪，具有滋阴养血的功能，可以帮助孕妈妈保持体力，适合肤色暗淡、失去红润的孕妈妈食用。小米中丰富的铁还有利于增加胎宝宝身体中铁的储备，为出生做准备。

小米中还含有丰富的B族维生素，能起到很好的补脾健胃的作用。其中的维生素B_1和维生素B_2还可以维持和促进肠道蠕动，有利于排便。与此同时，B族维生素还能预防消化不良以及口角生疮等情况的发生。

小米中所含的碘是合成甲状腺激素必不可少的元素，孕妈妈摄取足够的碘可维持甲状腺功能正常，还可以避免生出痴呆儿或智力低下、体形矮小的宝宝。

这样吃滋补不长肉

小米熬粥，营养价值最高，不过每餐不要吃太多，以食用60克为宜。淘米时不要用手反复搓洗，忌长时间浸泡或用热水淘洗，避免营养流失；熬小米粥时，要小火慢熬，熬煮的时间尽量长一些，这样的小米粥口感好、营养高。

孕妈妈吃小米时，宜与黄豆或肉类食物混合食用，这是由于小米中缺乏赖氨酸，而黄豆或肉类食物富含赖氨酸，这样搭配着吃，营养更均衡。

小米易消化，如果孕妈妈只喝纯小米熬的粥，很快就会饿，再吃东西，摄入的热量就很容易超标，所以孕妈妈最好在小米粥里加入一些膳食纤维含量较高的食物，如芹菜、燕麦等。

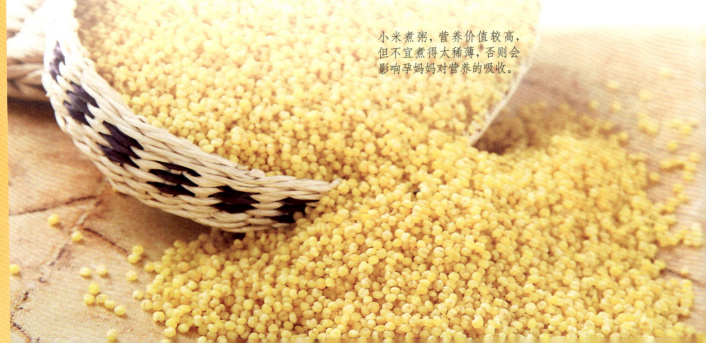

小米煮粥，营养价值较高，但不宜煮得太稀薄，否则会影响孕妈妈对营养的吸收。

红薯：预防便秘的"高级保健品"

红薯被营养学家冠以"营养最均衡食品"的美称，是一种很好的低脂肪、低热量食品，孕妈妈常吃红薯，具有保健强身的作用。在漫长的孕期里可不要忘记这种物美价廉的健康美食啊！

食补功效

红薯富含膳食纤维，能刺激肠道蠕动，促进排便，可以有效预防便秘。红薯中所含矿物质对于维持和调节人体功能起着十分重要的作用，所含的钙和镁，可以预防骨质疏松。红薯还含有黏性蛋白，能保持血管壁的弹性，防止动脉粥样硬化的发生；红薯还能抑制黑色素的产生，延缓肌肤老化，保持肌肤弹性，让孕期少了化妆品的孕妈妈也可以很美。

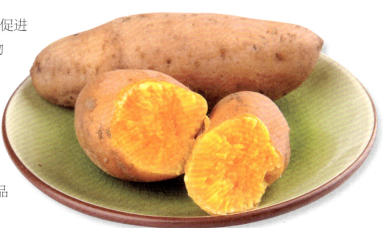

孕妈妈可将红薯搭配蔬菜、水果一起吃，这样营养更均衡。

这样吃滋补不长肉

最好在午餐这个黄金时段吃红薯，因为红薯中所含的钙质在人体内需要四五个小时进行吸收，而下午的日光照射正好可以促进钙的吸收。红薯与精米精面搭配同吃，既可避免食后不适，又能起到营养互补的作用，而且红薯的热量较低，与精米精面搭配食用，能够降低孕妈妈摄入的总热量，避免孕妈妈体重增长过快。不过红薯虽好，也不能多吃。红薯含有一种氧化酶，这种酶容易在人的胃肠道中产生二氧化碳气体，过量食用会使孕妈妈腹胀。

热点：发芽的红薯能吃吗

红薯放置时间长了会发芽，那么发芽的红薯还能吃吗？红薯长芽后并不会像土豆一样产生对人体有害的成分，将红薯上的芽去掉是可以吃的，一般不会出现中毒症状。

但是，红薯长芽后，原本含有的营养和膳食纤维会大量流失，口感也会大大降低，所以不要等到发芽后才想起来吃。

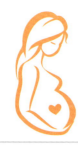

豆类及坚果

吃豆类及豆制品是孕妈妈在孕期补充植物蛋白、膳食纤维等营养的重要途径，坚果中富含的不饱和脂肪酸是促进胎宝宝大脑发育的重要营养，孕妈妈应每天坚持吃一点，但不要过量。

核桃：胎宝宝补脑的"大力士"

中国自古就把核桃称为"长寿果"、"益智果"，认为核桃能补肾健脑、补中益气、润肌肤、乌须发，是为胎宝宝补脑的佳果。

食补功效

核桃含有丰富的蛋白质及人体必需的不饱和脂肪酸，能增强大脑功能，提高记忆力，防衰抗老，让孕妈妈摆脱健忘的苦恼，时刻保持头脑清醒，心情愉悦，把孕期的美好都印入脑海。

众所周知，孕妈妈不宜大量使用化妆品，因为化学物质会对胎宝宝产生刺激。如果想让皮肤光滑，核桃绝对是爱美孕妈妈的极佳选择。因为核桃含有大量容易被人体吸收的脂肪和蛋白质，富含多种维生素，可提高皮肤的生理活性，让皮肤润滑、有光泽，还能使孕妈妈的头发保持乌黑靓丽。

而且，孕妈妈每天适量补充核桃，能减少肠道对胆固醇的吸收，并有助于减少胆固醇在血管壁上的沉积，从而预防心脑血管疾病。

这样吃滋补不长肉

核桃可以补"先天之本"，大米、红枣可以补"后天之本"，把核桃仁和红枣、大米一起熬成核桃粥喝，保健效果更好。

虽然核桃中含有大量脂肪，但是多为不饱和脂肪酸，孕妈妈每天食用不过量就不用担心会长胖，每天吃40克核桃（相当于三四个核桃）为宜。如果不喜欢核桃的味道，可以适量食用核桃油。

> **核桃仁表面的皮不用剥掉**
>
> 核桃仁表面的褐色薄皮营养也很丰富，吃核桃的时候不必剥掉这层皮，如果觉得口味苦涩，可以将核桃仁和褐色的皮一同放入锅中煮粥，口感较好。

高蛋白质↑
高不饱和脂肪酸↑

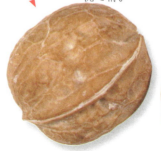

孕妈妈吃些核桃可以提升记忆力、愉悦心情。

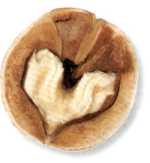

📡 热点：每天吃核桃不超过4个

核桃含有大量油脂，吃太多会感觉油腻，难以吸收，引起消化不良。而且，吃太多的核桃会让孕妈妈发胖，还可能造成孕期血糖异常。

所以，核桃虽然补脑，孕妈妈也不要多吃，一般每天吃三四个即可。如果孕妈妈偏胖，每天吃2个即可。最好是在早餐与午餐之间或午餐与晚餐之间食用，同时减少炒菜时的用油量。

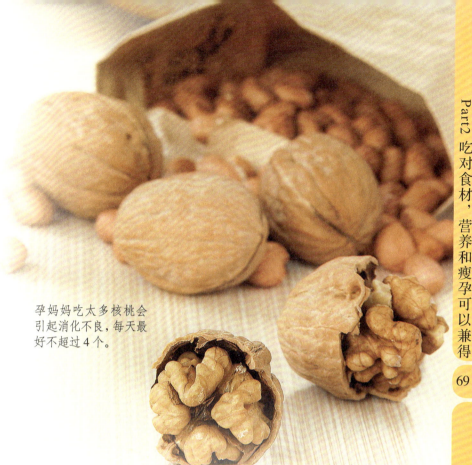

孕妈妈吃太多核桃会引起消化不良，每天最好不超过4个。

⭐ 核桃瘦孕明星餐单

核桃粥
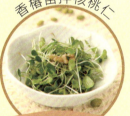
缓解孕吐
核桃粥十分清淡，适合孕早期孕吐情况比较严重的孕妈妈食用。

香椿苗拌核桃仁
热量低
香椿苗富含维生素，且热量低，与核桃做成少油低脂的凉菜，便于孕妈妈控制体重。

核桃仁莲藕汤
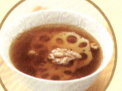
增强免疫力
核桃性温味甘，可增强免疫力，让孕妈妈和胎宝宝少生病。

核桃仁紫米粥
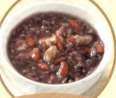
营养全面
紫米营养较一般大米更为丰富，和核桃仁一起煮粥，可以让营养更加全面。

花生：改善营养不良的"长生果"

花生在民间有"长生果"之称，因为它滋养补益，有助于延年益寿。花生的营养价值比粮食类高，可与鸡蛋、牛奶、肉类等一些动物性食物媲美。

食补功效

花生中含有维生素 D、维生素 E 等多种维生素，并含有使凝血时间缩短的物质，能对抗纤维蛋白的溶解，有促进骨髓制造血小板的功能，可以预防孕期出血性疾病，并促进胎宝宝红细胞的生成。

花生含钙量也很丰富，可以为孕妈妈的身体补充充足的钙质，预防孕期出现腿脚抽筋的现象，充足的钙还有利于胎宝宝骨骼的发育。花生中含有的蛋白质、维生素和矿物质对胎宝宝大脑及神经系统的发育也至关重要。

花生具有健脾和胃、利水消肿的功效，适用于营养不良所致的体虚水肿，小便不利等。

这样吃滋补不长肉

花生以炖吃为佳，既避免了营养素被破坏，又具有温和不燥、入口易嚼烂、易于消化的特点。花生还可采用煮、炸、卤等多种方法烹饪食用，味道浓郁鲜美。

孕期早餐时或饭后吃 25 克花生，对身体有补益作用。

热点：油炸花生米一点都不能碰吗

富含油脂的花生米经过炸制，热量会很高，体重偏高的孕妈妈最好不吃，可以煮熟食用或生吃。而体重正常或体重较轻的孕妈妈可以在没有胃口的时候偶尔吃一吃，但每次也都不宜多吃，一次吃十颗左右即可。

油炸花生米较为油腻，孕妈妈多吃容易引起消化不良，加重孕期不适。

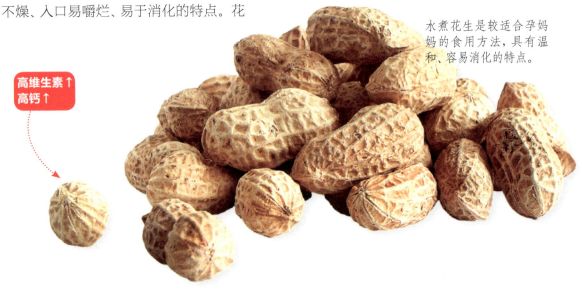

高维生素↑
高钙↑

水煮花生是较适合孕妈妈的食用方法，具有温和、容易消化的特点。

豆腐：高钙的"植物肉"

豆腐营养丰富，口感嫩滑，食用方法多样，素有"植物肉"之称，是孕妈妈补钙的重要来源，也是素食孕妈妈补充蛋白质的佳品。

食补功效

豆腐绵软适口，其中含有多种维生素和钙等矿物质以及较易于被消化吸收的蛋白质。孕妈妈适当吃些豆腐，可增加营养，补充体力，而且豆腐中的维生素A还利于胎宝宝眼睛功能的完善。除此之外，豆腐还有提振食欲的作用，凉拌或炒食均可。

豆腐除有补充营养、帮助消化、增进食欲的功能外，对胎宝宝牙齿、骨骼的生长发育也有所帮助，而且还有补铁补血的作用，孕妈妈可每周吃一两次。

这样吃滋补不长肉

豆腐富含钙质，但若单食豆腐，人体对钙的吸收利用率很低。若为豆腐找个富含维生素D的食物搭配同食，借助维生素D的作用，便可使人体对钙的吸收率大大提高。孕妈妈可以吃鱼头烧豆腐，因为鱼头富含维生素D，且脂肪含量较低，可以使孕妈妈提高对豆腐中钙的吸收率，同时，避免因营养过剩而导致长胖。

热点：吃豆腐也会产气吗

吃豆类容易因为消化问题导致产气，那么用豆子制作的豆腐、豆浆等食物也会产气吗？其实相对于大多数豆类食物来说，豆腐更易被人体分解、消化和吸收，能够有效避免食物在肠道内堆积、产气。所以，只要孕妈妈一次不吃太多豆腐，便不必担心。

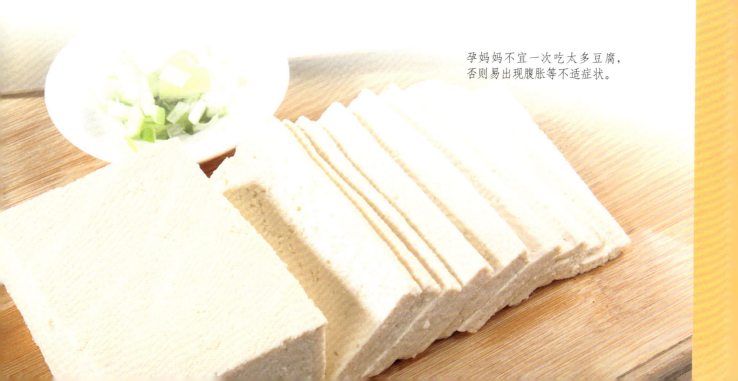

孕妈妈不宜一次吃太多豆腐，否则易出现腹胀等不适症状。

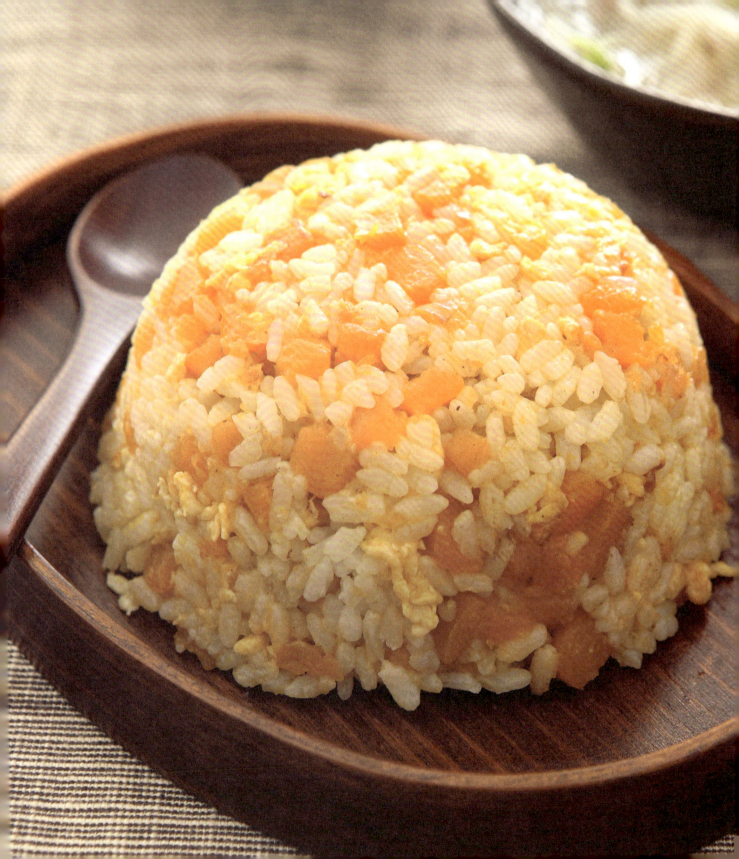

Part 3
孕期长胎不长肉营养方案

孕期十个月,孕妈妈怎么吃能满足自己和胎宝宝的营养需要呢?是不是多吃一些就可以了?吃得多了,孕妈妈不仅会长肉,胎宝宝也有可能长成巨大儿,给顺产增加阻碍。本章就告诉孕妈妈怎么一人吃、两人补,如何做到整个孕期轻松长胎不长肉。

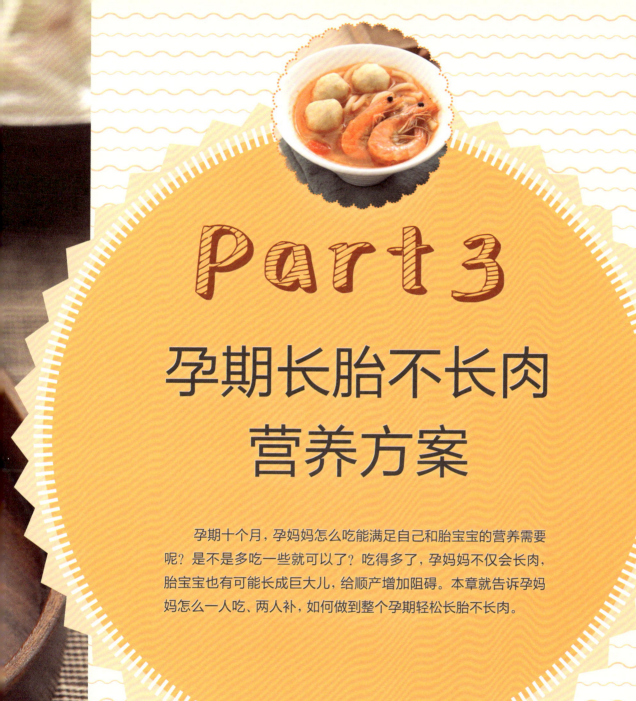

孕1月

孕妈妈这个月不用太紧张，饮食上也不必做太大变动，但是要注意营养的均衡，以增强自己的抵抗力，让自己的身体棒棒的，给胎宝宝坚实的物质基础。

孕1月这样吃，拒绝超重

从现在开始，孕妈妈吃的东西都会同胎宝宝分享，不过，本月孕妈妈不需要刻意增加自己的饮食量，只要和以前一样，就能满足胎宝宝的需要。

别一怀孕就猛吃猛喝

孕妈妈一旦怀孕，家人首先想到的就是赶紧给孕妈妈补补，而孕妈妈也会因此觉得自己应该摄入更多的营养而猛吃猛喝。其实猛吃猛喝不仅会干扰胎宝宝的生长发育，影响正常饮食营养的摄取和吸收，还会引起孕妈妈整个内分泌系统的紊乱和功能失调，让孕妈妈增重过快，反倒不利于胎宝宝及孕妈妈的健康。

正确解读"一人吃两人补"

"现在你已经不是一个人了，肚子里还有一个小宝宝，所以要多吃点儿。"这也许是孕妈妈在饭桌上听到的最多的一句话。其实此时的孕妈妈完全没有多吃的必要，孕1月的胎宝宝所需的营养是有限的，吃太多食物反而会给自己和胎宝宝造成负担。如果吃的方式不对，还容易造成孕妈妈"生一回胖两回"的窘况，这样不但没有补到胎儿，反而会增加孕妈妈产后瘦身的难度。

吃得多不如吃得好

怀孕后，许多孕妈妈开始增加大量的营养，希望胎宝宝长得更快。其实孕早期，胎宝宝生长速度比较缓慢，需要的热量和营养物质也比较少，不需要特殊的补给。

但这并不意味着饮食可以随心所欲，因为此时胎儿器官、内脏正处于分化形成阶段，而且妊娠初期，孕妈妈往往容易发生轻度的恶心、呕吐、食欲不

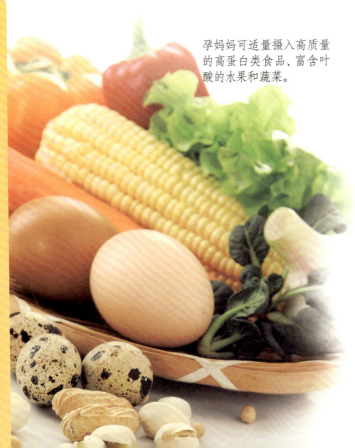

孕妈妈可适量摄入高质量的高蛋白类食品、富含叶酸的水果和蔬菜。

振、厌油、胃灼热、疲倦等妊娠反应，这些反应会影响孕妈妈的正常进食，进而妨碍营养物质的消化、吸收，导致怀孕中、后期胎宝宝营养不良。

因此，这个阶段的饮食应重质量，以高蛋白、富营养、少油腻、易消化吸收为原则。一日可少食多餐，以瘦肉、豆浆、面条、牛奶、鱼类、蛋类、新鲜蔬菜和水果为佳。可选择孕妈妈平常喜欢吃的食物，但不宜食用油炸、辛辣等不易消化和刺激性的食物，以防引起消化不良或便秘等。

远离高热量的油条、油饼

油条、油饼等油炸食物香气诱人，令人食欲大增。但孕妈妈面对这些食物时，要控制自己，最好不吃或少吃。一些不良商贩会在油条、油饼中添加明矾，导致铝超标，而且经过炸制的食物难消化、营养价值低。经常吃油条、油饼还会增加热量的摄入。因为原本不含或含脂肪极少的食物经油炸后，其脂肪会成倍地增加。比如同为面条，每100克普通面条脂肪含量仅为0.7克，而油炸方便面每100克的脂肪含量为21.1克，为普通面条的30倍；又如100克富强粉含脂肪为1.1克，制成油条后脂肪含量增至25.9克，制成油饼后脂肪含量可增至40克。过多摄入油炸食物，必然导致热量过剩。如果不通过增加运动来消耗过剩的热量，日积月累，体重难免失去控制。

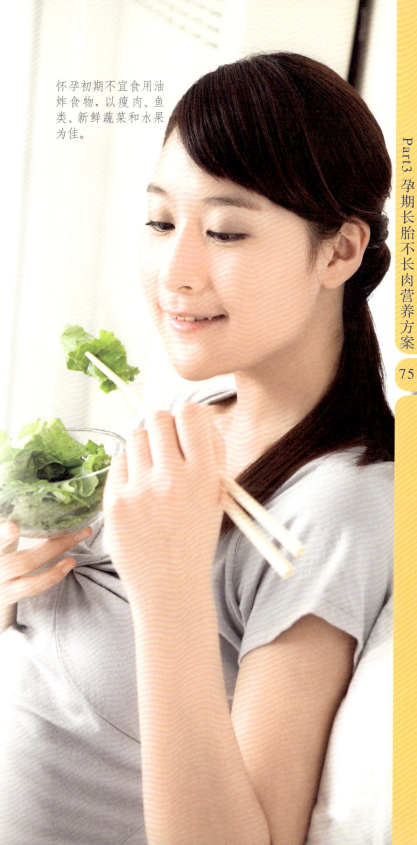

怀孕初期不宜食用油炸食物，以瘦肉、鱼类、新鲜蔬菜和水果为佳。

孕1月不长胖营养餐

这个月孕妈妈的体重增长并不明显,几乎和孕前没有什么变化。如果孕妈妈此时体重增长得过快,很有可能会出现营养过剩或是营养摄入不均衡的状况,因此不要过早进补,要控制好体重。

土豆饼

原料: 土豆、西蓝花各 50 克,面粉 100 克,牛奶 50 毫升。

做法: ❶土豆去皮,切丝;西蓝花洗净,焯烫,切碎;土豆丝、西蓝花碎、面粉、牛奶放在一起搅匀。❷将搅拌好的面粉糊倒入烤盘中,用烤箱烤制成饼。

营养不增重: 西蓝花热量低,清肠和排毒的功效明显,还能有效降低血液中的胆固醇,防止肥胖。

海带鸡蛋卷

原料: 海带 100 克,鸡蛋 2 个,生抽、醋、花椒油、香油、盐、鲜贝露调味汁各适量。

做法: ❶海带洗净,切长条。鸡蛋摊成蛋皮,切成与海带差不多大小的尺寸。❷锅内加清水、盐烧开,放海带煮 10 分钟后过凉水。❸海带摊平,铺上蛋皮,沿边卷起,用牙签固定。❹鲜贝露调味汁、香油、醋、生抽、花椒油调成汁,佐汁同食即可。

营养不增重: 海带富含碘,可促进胎宝宝生长。海带还含有大量不饱和脂肪酸及膳食纤维,可帮助孕妈妈排毒瘦身。

什锦沙拉

原料: 生菜、黄椒、西红柿、芦笋、紫甘蓝各 50 克,沙拉酱适量。

做法: ❶将生菜、黄椒、西红柿、芦笋、紫甘蓝分别洗净,并用开水加盐浸泡 15 分钟,分别切块、切丝待用。❷芦笋在开水中略微焯烫,捞出沥干。❸将生菜、黄椒、西红柿、芦笋、紫甘蓝码盘,加沙拉酱,拌匀即可。

营养不增重: 什锦沙拉含丰富的叶酸和多种维生素,且热量极低,孕妈妈可以大快朵颐,不用担心会长胖。

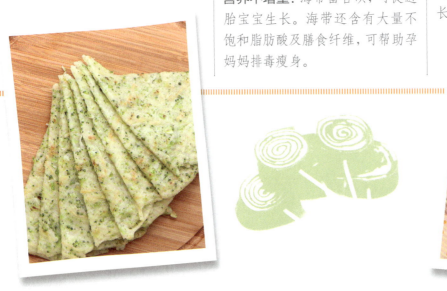
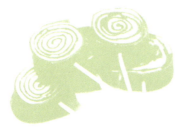
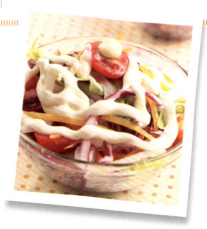

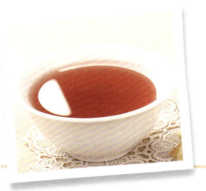

保持正常饮食

孕1月的营养需求与孕前基本相同,如果孕前的饮食很规律,现在只要保持即可。

葡萄姜蜜茶

原料: 葡萄200克,生姜汁30毫升,蜂蜜适量。

做法: ❶将葡萄洗净去皮去子,榨成汁。❷与生姜汁、蜂蜜一起搅拌均匀即可。

营养不增重: 生姜对于预防和缓解妊娠呕吐很有效果。这款饮品,既美味营养,又能带给孕妈妈舒适的感觉。

西红柿面片汤

原料: 西红柿1个,面片50克,高汤、盐、香油各适量。

做法: ❶西红柿用开水略烫,去皮切块。❷油锅烧热,炒香西红柿,炒成泥状后加入高汤烧开,加入面片。❸煮3分钟后,加盐、香油调味即可。

营养不增重: 一碗热乎乎的酸甜面片汤,开胃又滋补,能给孕妈妈提供热量。

燕麦南瓜粥

原料: 燕麦30克,大米50克,南瓜40克,葱花适量。

做法: ❶南瓜洗净削皮,切块;大米洗净,清水浸泡半小时。❷大米放入锅中,加适量水,大火煮沸后换小火煮20分钟;然后放入南瓜块,小火煮10分钟,再加入燕麦,继续用小火煮10分钟,关火后撒上葱花即可。

营养不增重: 燕麦的锌含量在所有谷物中最高,还富含维生素B_6,能帮助孕妈妈放松心情。

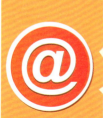

@ 偏胖的孕妈妈: 少吃糖和脂肪含量高的食物,可适当摄入一些豆类,既保证蛋白质的供给,又能控制脂肪量。偏胖孕妈妈在孕早期要特别控制体重,否则到孕中晚期体重会失控。

@ 大龄孕妈妈: 大龄孕妈妈要增加钙的补充,如牛奶、豆制品等,但不能过多补充营养,否则容易造成体重过度增加,影响胎宝宝健康。

孕2月

孕2月最大的"敌人"就是孕吐,孕妈妈要学会用饮食减轻妊娠反应,在与孕吐斗争的过程中充分摄取营养。

孕2月这样吃,拒绝超重

恶心、呕吐等妊娠反应让孕妈妈觉得吃什么都不香,甚至吃了就吐。这种情况下,孕妈妈不用刻意让自己多吃些什么,只要根据自己的口味选择喜欢吃的食物就可以了。

体重轻微降低很正常,不必大补

本月中,孕妈妈会出现妊娠反应,没有胃口、闻着恶心、吃了就吐是很多孕妈妈在本月要面临的问题,除此之外,还会出现体重降低的情况。孕妈妈不要认为体重下降就是因为营养不够,其实出现妊娠反应,就会吃得相对较少,体重自然会有所下降,这时可不要盲目大补,只要能吃得营养均衡,就能保证自己和胎宝宝的健康。

克服孕吐,能吃就吃

少吃多餐,能吃就吃,是这个时期孕妈妈饮食的主要原则。

体重减轻,需要吃保健品吗

有些孕妈妈发现自己孕吐严重、体重下降,就怕胎宝宝的营养不够,觉得自己应该补充一些保健品了。不过,对于大部分孕妈妈来说,这是完全没有必要的。

因为一般来说,只要孕妈妈脾胃功能良好,食欲正常,就应该在吃得好、吃得全、吃得可口上下工夫,注重日常生活中饮食的搭配和多样化,多吃新鲜蔬菜和水果,注意调养,这才是孕妈妈保健的重点,而不能总依靠补品。

各种滋补性药品都具有药的属性,都要经过人体分解、代谢,会产生一定的副作用,包括毒性作用和过敏反应。如果用之不当,产生的副作用会对孕妈妈和胎宝宝造成不良影响。

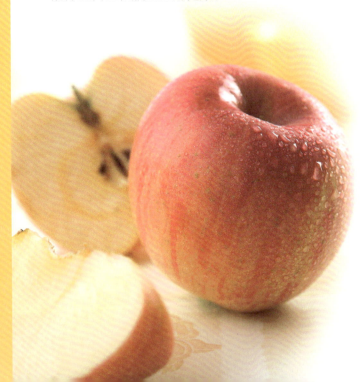

健康增重有方法

本月很多孕妈妈的体重会减轻,此时,不必强求孕妈妈体重增加,只要保证胎宝宝正常发育即可。但如果体重减轻太多,就要想方设法让自己增加体重了。其实方法也很简单,就是在身体允许的情况下,尽可能多吃一些。孕妈妈一次吃不了太多,可以增加餐次,即在三餐之间再适当添加一些能量高的食物,如肉、蛋、奶和主食等。

1. 适当吃一些零食,可以是坚果类的零食。此类零食能量较高,且营养丰富,既可以帮助孕妈妈增重,又能保证营养。

2. 多吃一些主食。怀孕前为了节食瘦身,一些孕妈妈已经习惯了每餐少吃主食,可是怀孕后,为了增重必须要多吃一些主食了。

3. 三餐之外要加餐。每天吃5餐,加餐宜选用牛奶、酸奶、鸡蛋、坚果等富含蛋白质的食物。

4. 要吃肉。不管肥肉还是瘦肉,每天都要吃一些,最好每天食用量达到200克以上。

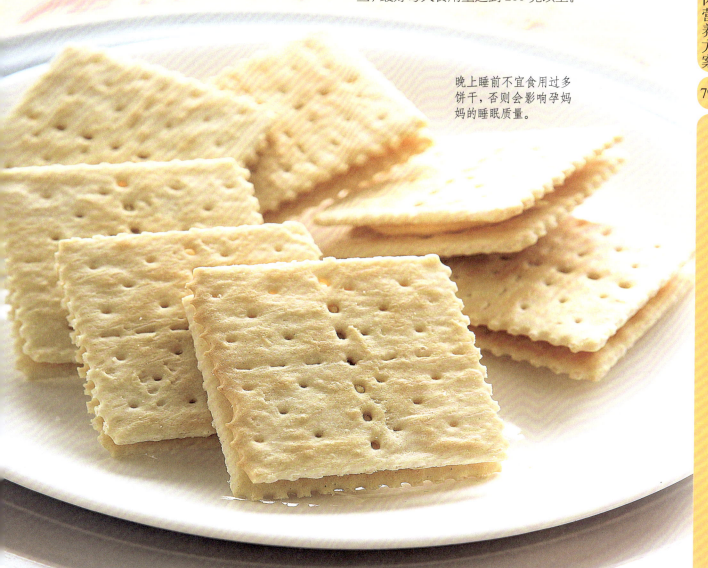

晚上睡前不宜食用过多饼干,否则会影响孕妈妈的睡眠质量。

孕 2 月不长胖营养餐

进入孕 2 月,大部分孕妈妈已经知道自己怀孕了。相伴而来的头晕、乏力、嗜睡、恶心、呕吐等妊娠反应越来越明显。越是这个时候,孕妈妈越要注意饮食健康,尽量不挑食,保持营养的全面、均衡。

远离油炸食物

孕 2 月要远离油炸食品,因为油炸食品不易消化,食用后易加重妊娠反应。

菠菜鱼片汤

原料:鲫鱼肉 250 克,菠菜 100 克,火腿、葱段、姜片、盐、料酒各适量。

做法:❶鲫鱼肉切片,加盐、料酒腌制;菠菜切段;火腿切末。❷油锅烧热,下入葱段、姜片爆香,放入鲫鱼片略煎,加水煮沸,小火焖 20 分钟,投入菠菜段和火腿末即可。

营养不增重:菠菜中含有丰富的矿物质、维生素及膳食纤维,清淡的口味可以让孕吐严重的孕妈妈多吃一些,以保证摄入充足的营养。

西芹炒百合

原料:百合 150 克,西芹 300 克,葱段、盐、水淀粉、黄椒丝、红椒丝各适量。

做法:❶百合洗净,掰成小瓣;西芹洗净,切段,用开水焯烫。❷油锅烧热,下入葱段炝锅,再放入西芹段和百合瓣翻炒至熟,调入盐、少许水,以水淀粉勾薄芡,最后点缀黄椒丝、红椒丝即可。

营养不增重:西芹不仅营养丰富,富含膳食纤维,清爽的口感还能使孕妈妈有个好胃口。

橙汁酸奶

原料:鲜橙 1 个,酸奶 200 毫升,蜂蜜适量。

做法:❶将鲜橙去皮,去核,切小块榨成汁。❷与酸奶、蜂蜜搅拌均匀即可。

营养不增重:橙子中的维生素 C 含量较高,有很好的健脾开胃的效果,有助于孕妈妈在孕 2 月维持体重稳步增长。

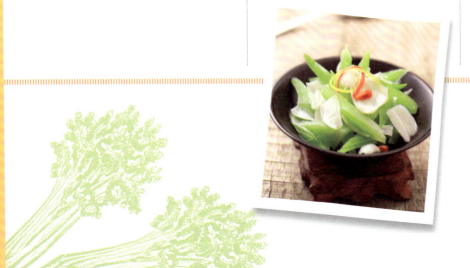

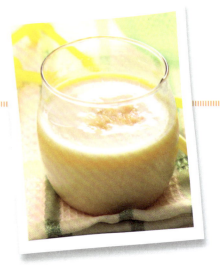

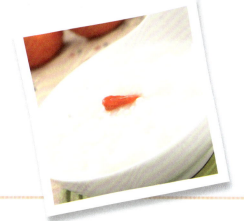
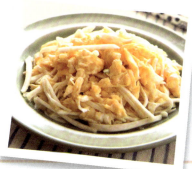
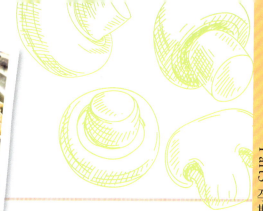

糯米粥

原料：糯米 50 克，枸杞子适量。

做法：❶ 糯米拣去杂质，淘洗干净，浸泡 2 小时。❷ 将糯米放入锅中，加适量清水，大火煮沸，转小火熬煮 45 分钟，至米粒软烂、粥汁变稠，盛出，放入枸杞子点缀即可。

营养不增重：此粥富含碳水化合物和 B 族维生素，而且滑润黏稠，清香爽口，具有止呕、止吐的作用，适合孕 2 月食用。

茭白炒鸡蛋

原料：鸡蛋 2 个，茭白 100 克，盐、葱花、高汤各适量。

做法：❶ 茭白切丝；鸡蛋磕入碗内，加盐搅匀，入锅炒散。❷ 油锅烧热，爆香葱花，放入茭白丝翻炒几下，加入盐及高汤，收干汤汁，放入鸡蛋，稍炒后盛入盘内。

营养不增重：此菜中鸡蛋的醇厚香味，与茭白的清淡爽口完美结合，非常适合孕吐严重的孕妈妈食用。

肉片炒蘑菇

原料：鸡脯肉、蘑菇各 100 克，青椒、盐、高汤、香油各适量。

做法：❶ 将鸡脯肉、蘑菇、青椒切成薄片。❷ 将鸡肉片用小火煸炒，放入蘑菇、青椒，改大火翻炒。❸ 加盐和一点高汤，再加适量香油翻炒一下即可。

营养不增重：此菜含有丰富的 B 族维生素、脂肪、矿物质等，可为孕妈妈和胎宝宝提供充足营养。

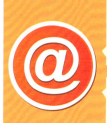

@ 体重下降严重的孕妈妈：体重下降过多也不好，胎宝宝容易发育成低体重儿，易患病，死亡率也较高，智力发育也会受到影响。体重下降严重的孕妈妈应注意吃一些富含蛋白质的食物，也要坚持摄入足量的肉类。

@ 孕吐严重的孕妈妈：孕妈妈尽量远离可能令你觉得恶心的食物或气味，尽量吃些能提起食欲的东西，但是不要想着为胎宝宝补充营养而强迫自己进食，这样只会适得其反。

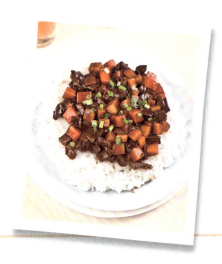
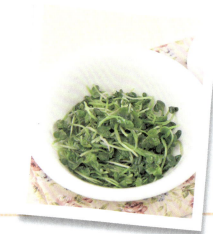

保证全面营养

孕妈妈的饮食要能够满足胎宝宝的正常生长发育和孕妈妈自身的营养需求。

南瓜牛腩饭

原料： 牛肉150克，熟米饭1碗，南瓜1块，胡萝卜、高汤、盐、葱花各适量。

做法： ❶牛肉、南瓜、胡萝卜分别洗净，切丁。❷将牛肉放入锅中，用高汤煮至八成熟，加入南瓜、胡萝卜、盐，煮至全部熟软，浇在熟米饭上，撒上葱花即可。

营养不增重： 此菜营养丰富，肉香中混合着南瓜淡淡的甜香，非常适合胃口不佳、体重下降的孕妈妈食用。

素炒豆苗

原料： 豆苗300克，高汤、白糖、盐各适量。

做法： ❶将豆苗洗净，捞出沥水。❷油锅烧热，放入豆苗迅速翻炒，再放盐、白糖，加入高汤，翻炒至熟即可。

营养不增重： 此菜清淡爽口，孕妈妈食用可以增加维生素、叶酸的摄入，适合孕2月仍需补充叶酸的孕妈妈食用。

蛋黄莲子汤

原料： 莲子50克，鸡蛋1个，冰糖适量。

做法： ❶莲子洗净，加3碗水，大火烧开后转小火煮约20分钟，至莲子软烂，加冰糖调味。❷鸡蛋打入碗中，将蛋黄舀出，放入莲子汤中煮，蛋黄熟后即可。

营养不增重： 此汤中的莲子可养心除烦、安神固胎，是孕妈妈的补养佳品。

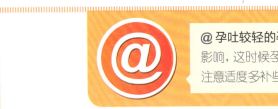

@孕吐较轻的孕妈妈： 有些孕妈妈的孕吐情况较轻，食欲并没有因此受到影响，这时候孕妈妈也不要不管不顾地吃喝，饮食基本与孕1月持平即可，注意适度多补些碳水化合物增强体力，为接下来的8个月做好准备。

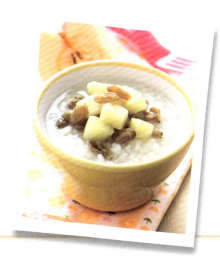 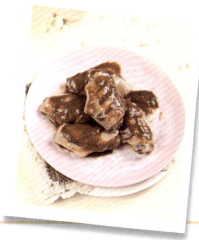 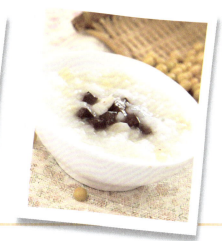

苹果葡萄干粥

原料：大米50克，苹果1个，葡萄干20克，蜂蜜适量。

做法：❶大米洗净沥干，备用；苹果洗净去皮，切成小方丁，立即放入清水锅中，以免氧化变成褐色。❷锅内再放入大米，加适量清水大火煮沸，改用小火熬煮40分钟。❸食用时加入蜂蜜、葡萄干搅匀即可。

营养不增重：苹果含丰富的有机酸及膳食纤维，可促进消化，缓解孕妈妈因妊娠反应引起的不适感。

虾酱蒸鸡翅

原料：鸡翅中4只，虾酱、葱段、姜片、酱油、料酒、盐、白糖各适量。

做法：❶洗净鸡翅中，在鸡翅中上划几刀，用酱油、料酒和盐腌制15分钟。❷将腌好的鸡翅中放入一个较深的容器中，加入虾酱、姜片、白糖和盐拌匀，盖上盖。❸将鸡翅中用大火蒸8分钟，取出加入葱段，再用大火蒸2分钟。

营养不增重：鸡翅可为胎宝宝发育提供多种营养素，而且甜鲜的口味能促进孕妈妈的食欲，有助于偏瘦的孕妈妈稳定增重。

猪血鱼片粥

原料：猪血、草鱼各100克，大米150克，盐、料酒、香油各适量。

做法：❶猪血洗净，切块；草鱼洗净，切薄片，用料酒拌匀；大米洗净。❷锅中放清水、大米，熬煮成粥，加入猪血、鱼片、盐，煮沸时淋入香油即可。

营养不增重：猪血有补血的功效，草鱼中的脂肪易于被人体消化吸收，猪血鱼片粥对此时需要克服孕吐的孕妈妈和正在发育的胎宝宝非常有好处。

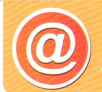 **@孕吐严重的孕妈妈**：妊娠反应严重的孕妈妈容易因为剧烈的呕吐引起体内水电解质代谢失衡，所以，要注意补充水分，孕妈妈每天的饮水量应尽量保持在1000~1500毫升。

孕3月

现在胎宝宝器官的形成和发育正需要丰富的营养,孕妈妈虽然会有诸多不适应和不舒服的时候,但一定要坚强应对,尽量多储备一些营养物质,以满足胎宝宝的成长所需。

孕3月这样吃,拒绝超重

妊娠反应严重的孕妈妈体重也许还处于负增长状态,不要着急,随着妊娠反应的减轻,食欲慢慢恢复后,体重就开始慢慢增加了。本月孕妈妈依然要坚持多样补充、足量补充和优质补充的饮食原则。

主食摄入要充足

很多孕妈妈认为多吃主食容易发胖,实际上,主食是不可缺少的。主食为身体提供能量,其主要的营养成分为碳水化合物,在机体内代谢产生葡萄糖。胎宝宝的主要能量物质就来源于葡萄糖,如果孕妈妈长时间不吃主食,胎宝宝的能量来源就会减少,严重的还会影响其生长发育。孕妈妈每天的主食量不宜低于130克(生重)。这些摄入主食所产生的热量会通过胎宝宝的发育、孕妈妈日常活动代谢掉,孕妈妈别再因为怕胖而不吃主食了。

不要用水果代替正餐

水果含有丰富的维生素,但是它所含的蛋白质和脂肪却远远不能满足孕妈妈的营养需要,且糖分含量过高。在妊娠反应依然存在的孕早期,很多孕妈妈吃不下东西,想用水果代替正餐,这样并不能满足自己和胎宝宝的营养需求,反而会造成营养不良,影响胎宝宝的生长发育,甚至让孕妈妈长胖。所以,孕妈妈不能用水果代替正餐。

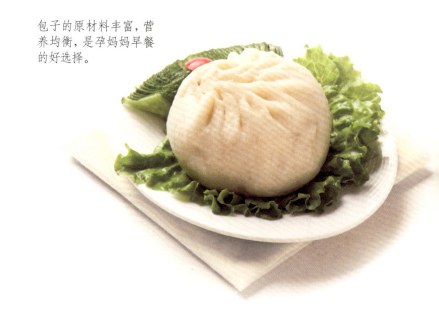

包子的原材料丰富,营养均衡,是孕妈妈早餐的好选择。

用包子、面包代替油条

一杯热乎乎的豆浆,再搭配一根油条、一个鸡蛋,是许多人经常吃的早餐。但一种食物选择不当,就会导致营养早餐的失败。油条虽然香味扑鼻,但长期吃会对身体产生伤害。孕期更不宜吃油条，以免对胎宝宝的健康造成影响。

炸油条的传统做法是在面粉里加入明矾，这样可以使油条等食品在热油锅中蓬松。明矾的化学名为"十二水合硫酸铝钾"，含有铝成分。许多商贩为追求口感，依然还会在油条等油炸食品中添加明矾，过量使用明矾会造成铝元素在油条等油炸食品中的残留、超标。

铝是一种低毒金属元素，不会导致急性中毒，但孕妈妈长期吃油条、油饼等食品，易造成体内铝蓄积。铝与人体内的多种蛋白质、酶等成分结合，会影响体内多种生化反应。

铝还被称为"智力杀手"，长期食用含铝食品，容易引起记忆力减退与智力下降，对孕妈妈和胎宝宝的健康产生不利影响。并且长期摄入过量的铝会使孕妈妈出现贫血、骨质疏松等症状，严重的还会损伤胎儿大脑，造成痴呆儿。

所以孕妈妈最好不要吃油条，可以用包子、面包来代替，这些食物也可以为孕妈妈补充碳水化合物，增强体力，与油条相比，更健康、营养。

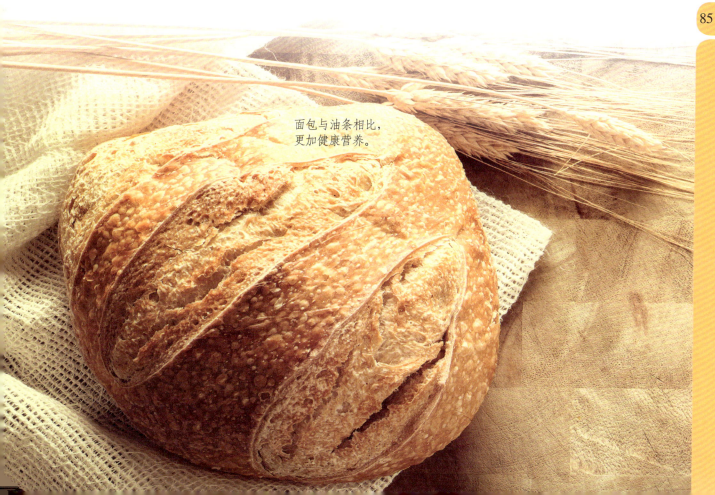

面包与油条相比，更加健康营养。

孕3月不长胖营养餐

很多孕妈妈在孕早期出现的乏力、身体不适、恶心呕吐等情况在本月仍将继续，不过即便反应比较厉害，孕妈妈也应适当、均衡补充营养，因为胎宝宝仍然在不断地发育着。

葱爆酸甜牛肉

原料： 牛里脊肉250克，葱100克，黄椒条、香葱末、香油、料酒、酱油、醋、白糖各适量。

做法： ❶ 牛里脊肉切薄片，加料酒、酱油、白糖、香油拌匀；葱洗净，切成条。❷ 锅中下牛里脊肉片、葱条、黄椒条，迅速翻炒至肉片断血色，滴入醋翻炒至熟，起锅装盘，点缀香葱末即成。

营养不增重： 牛肉中的蛋白质含量较高，很适合给孕吐严重的孕妈妈食用，以补充蛋白质、增强体质，孕妈妈在这个阶段，适度吃一些脂肪含量较低的牛肉，并不会长胖。

圆白菜牛奶羹

原料： 圆白菜200克，菠菜50克，面粉、黄油、牛奶、盐各适量。

做法： ❶ 菠菜和圆白菜洗净，切碎，放入开水锅中焯烫。❷ 用黄油将面粉炒好，然后加入牛奶煮，并轻轻搅动，再加入焯烫过的菠菜和圆白菜同煮，最后加盐调味。

营养不增重： 圆白菜很爽口，而且富含膳食纤维，可预防孕期便秘，加快身体代谢，避免孕妈妈营养过剩造成脂肪堆积。

咸蛋黄炒饭

原料： 米饭100克，咸蛋黄半个，盐、蒜苗、葱末各适量。

做法： ❶ 蒜苗洗净、去根、切末；咸蛋黄切丁备用。❷ 油锅烧热，爆香葱末，放入咸蛋黄及蒜苗拌炒，加入米饭及盐炒匀，盛入盘中。

营养不增重： 此饭味道咸香，适合孕吐的孕妈妈食用，而且其中富含的碳水化合物还可以为孕妈妈补充能量。

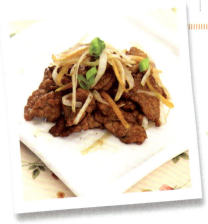

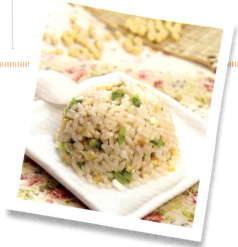

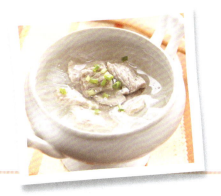
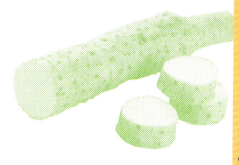

坚持吃饭

此时，妊娠反应会更严重，孕妈妈要努力多吃一些，补充营养，不用特别忌口。

肉片粉丝汤

原料：牛肉100克，粉丝50克，盐、料酒、淀粉、香油、葱花各适量。

做法：❶ 将粉丝放入温水中，泡发；牛肉切薄片，加淀粉、料酒、盐拌匀，腌制10分钟。❷ 锅中加适量清水，烧沸，放入牛肉片，略煮后放入粉丝，煮熟后放盐调味，淋上香油，撒上葱花即可。

营养不增重：粉丝爽滑，牛肉软嫩，清淡的口味非常适合孕妈妈食用，而且，牛肉富含蛋白质，能够为孕妈妈提供充足的能量，让孕吐严重的孕妈妈稳定增重、体力更好。

阳春面

原料：面条100克，紫皮洋葱1个，青蒜1根，香葱1根，香油、盐各适量。

做法：❶ 紫皮洋葱切片，香葱、青蒜分别切碎末。❷ 油锅烧热，放入洋葱片，炒葱油。❸ 将面条煮熟，然后在盛面的碗中放入1勺葱油，放入盐。❹ 煮熟的面盛入碗中，淋入香油，撒上香葱末、青蒜末。

营养不增重：阳春面营养丰富而且全面，孕妈妈常吃对胎宝宝脑细胞的发育有利，清淡的口味也非常适合孕吐的妈妈食用。

山药黑芝麻糊

原料：山药60克，黑芝麻50克，白糖适量。

做法：❶ 黑芝麻洗净，小火炒香，研成细粉。❷ 山药放入干锅中烘干，打成细粉。❸ 锅内加适量清水，烧沸后将黑芝麻粉和山药粉放入锅内，同时放入白糖，不断搅拌，煮5分钟。

营养不增重：黑芝麻富含钙，有助于孕妈妈储存足量钙质，山药有甜味，白糖可以少放或不放，以免热量太高，让孕妈妈长胖。

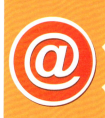

@ 胃口不佳的孕妈妈：孕妈妈可能因为妊娠反应导致没胃口，想吃酸的山楂激发食欲。但大量食用山楂会引起宫缩，有流产的危险。孕妈妈想吃酸味食物可以选择将柠檬汁稀释后饮用，或是食用西红柿。

@ 用电脑工作的孕妈妈：用电脑工作的孕妈妈平时注意吃些有助于抗辐射的食物，例如富含番茄红素的西红柿、葡萄柚，富含维生素A和β-胡萝卜素的西蓝花、胡萝卜等食物。

少吃罐头食品

罐头中有一定量的食品添加剂，过多食用会对胎宝宝造成一定的损伤。

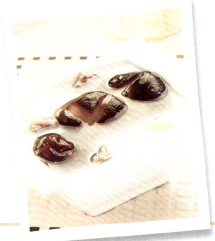
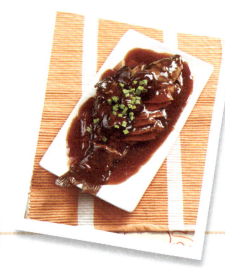

糖醋莲藕

原料： 莲藕1节，料酒、盐、白糖、米醋、香油、花椒、葱花各适量。

做法： ❶将莲藕去节、削皮，粗节一剖两半，切成薄片，用清水洗净。❷油锅烧热，放入花椒，炸香后捞出，再下葱花略煸，倒入藕片翻炒，加入料酒、盐、白糖、米醋，继续翻炒，待藕片熟透，淋入香油即成。

营养不增重： 味道酸甜适中，并且含有丰富的碳水化合物、维生素C及钙、磷、铁等多种矿物质。莲藕的脂肪含量低，孕妈妈可多吃一些来提高食欲，还不用担心长胖。

香菇鸡汤

原料： 鸡腿1只，香菇4朵，红枣3颗，姜片、盐各适量。

做法： ❶将鸡腿洗净剁成小块，与姜片一起放入砂锅中，加适量清水烧开。❷将香菇、红枣放入砂锅中，用小火煮。❸待鸡肉熟烂后，放入盐调味即可。

营养不增重： 鸡腿肉中蛋白质、矿物质含量丰富，可使孕妈妈身体更强壮。孕妈妈吃鸡肉之前去掉鸡皮，可以减少油脂摄入，避免发胖。

红烧鲤鱼

原料： 鲤鱼500克，盐、料酒、酱油、葱段、姜片、葱花、白糖各适量。

做法： ❶鲤鱼处理干净，切块，放盐、料酒、酱油腌制。❷油锅烧热，将鲤鱼块逐个放入油锅，炸至棕黄色起壳时捞出。❸另起油锅，爆香葱段、姜片，倒入炸好的鲤鱼块，加水漫过鱼面，再加酱油、白糖、料酒，大火煮沸后改小火煮，使鱼入味，最后撒入葱花即可。

营养不增重： 鲤鱼蛋白质含量高，且易被机体消化吸收，适合孕吐情况不严重的偏瘦孕妈妈补充体力食用。

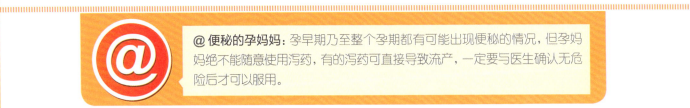

@ 便秘的孕妈妈： 孕早期乃至整个孕期都有可能出现便秘的情况，但孕妈妈绝不能随意使用泻药，有的泻药可直接导致流产，一定要与医生确认无危险后才可以服用。

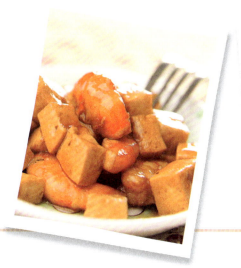
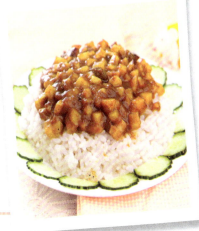
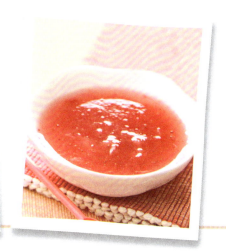

虾仁豆腐

原料： 豆腐200克，虾50克，蛋清、盐、淀粉、香油各适量。

做法： ❶ 将豆腐切丁，以开水焯烫；虾仁处理干净，加入盐、淀粉、蛋清上浆。❷ 将淀粉和香油放入小碗中，加入适量清水，调成芡汁。❸ 油锅烧热，放入虾仁和豆腐丁，倒入调好的芡汁迅速翻炒均匀即可。

营养不增重： 这道菜富含蛋白质以及钙、磷等矿物质，是孕妈妈补充蛋白质和钙的营养美食，而且脂肪含量较低，可以帮孕妈妈更好地控制体重。

什锦果汁饭

原料： 大米150克，鲜牛奶200毫升，菠萝丁、葡萄干各30克，白糖、淀粉、黄瓜片各适量。

做法： ❶ 大米放入锅内，加入鲜牛奶和清水焖成软饭，加入白糖拌匀。❷ 将菠萝丁、葡萄干放入另一个锅内，加清水和白糖烧沸，用淀粉勾芡后浇在米饭上，最后用黄瓜片摆盘装饰即可。

营养不增重： 此饭中不仅维生素、膳食纤维含量丰富，能满足胎宝宝的营养需求，还有香甜的口味，让孕吐较严重的孕妈妈能够更有胃口，保证体重稳步增长。

草莓汁

原料： 草莓250克，蜂蜜适量。

做法： ❶ 将草莓洗净、去蒂，放入榨汁机中，加适量凉开水榨取汁液，倒入杯子，加入蜂蜜即可饮用。❷ 也可以放少量水，制成浓汁，拌上蜂蜜后饮用。

营养不增重： 草莓汁酸甜适口，特别开胃，可以令孕吐严重的孕妈妈更好地进食，维持稳定体重，其中富含的有机酸、果胶还有美容养颜的功效。

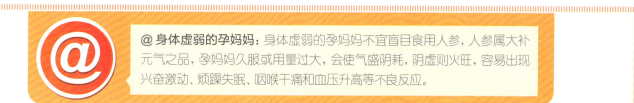

@ 身体虚弱的孕妈妈： 身体虚弱的孕妈妈不宜盲目食用人参，人参属大补元气之品，孕妈妈久服或用量过大，会使气盛阴耗，阴虚则火旺，容易出现兴奋激动、烦躁失眠、咽喉干痛和血压升高等不良反应。

孕4月

孕4月，大多数孕妈妈的妊娠反应已经消失了，胃口有所好转，体重可能会增加2斤左右。也有少数孕妈妈，妊娠反应时间比较长，体重没有明显增加，这些都是正常现象。

孕4月这样吃，拒绝超重

从这个月开始，孕妈妈进入了比较安全、愉快的孕中期。妊娠引起的不适逐渐消退，胎宝宝也在健康成长。孕妈妈这个月的食欲增加了，胎宝宝的营养需求也加大了，此时孕妈妈需要全面摄取各种营养，但切忌暴饮暴食。

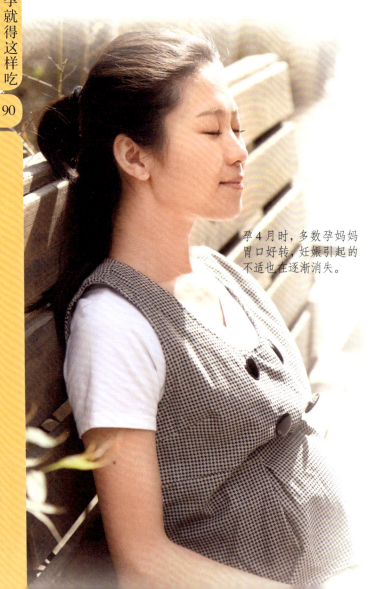

孕4月时，多数孕妈妈胃口好转，妊娠引起的不适也在逐渐消失。

吃要适可而止

本月开始，妊娠反应有所减轻，孕妈妈可以吃得舒服一些了，但是孕妈妈可能不知不觉就吃多了，这可不是一件好事，随着食量的增加，孕妈妈体内的脂肪也会跟着增加，体重秤上的数字也跟着高涨。

身为现代女性的孕妈妈要有科学的孕育观念，避免过去那种"怀孕了就要使劲吃"的陈旧思想，以免吃太多导致营养过剩，不但使孕妈妈体重直线上升，提高患妊娠合并症的概率，还会使胎宝宝过大，增加顺产的难度，甚至导致无法顺产。

吃东西不要狼吞虎咽

孕妈妈进食切忌狼吞虎咽，否则，容易导致体重超标。因为吃东西的速度过快，所摄取的食物分量明明已经足够了，可是大脑却还没接到饱食信号，在"不知饱"的情况下，会不知不觉地继续吃喝，热量摄入过多，自然会发胖。

而且，孕妈妈进食是为了充分吸收营养，保证自身和胎宝宝的营养需要，但是狼吞虎咽会让食物不经过充分咀嚼就进入胃肠，营养得不到很好的吸收。

所以吃饭过快的孕妈妈一定要放慢速度，把吃一顿饭的时间延长至 20~30 分钟，这样不但营养摄入充足，还不容易发胖哟！

清淡肉汤有利于控制体重

有的孕妈妈为加强营养，在吃肉喝汤的同时也摄入了大量的脂肪，营养物质不见得被充分吸收，反而使体重增长过快，增加了患妊娠高血压疾病、妊娠糖尿病等并发症的风险。建议孕妈妈煲汤时选用鸭、鱼、牛肉等脂肪含量低又易消化的食物，同时加入一些蔬菜也可有效减少油腻，利于营养物质的吸收。

别怕胖，每天要多摄入 300 千卡热量

在本月，孕妈妈可以每天增加 300 千卡的热量，大约是一杯低脂牛奶、一份主食、一份水果、一份豆鱼肉蛋类或三四块全麦饼干。孕妈妈可将增加的热量当成餐间点心，以少量多餐的方式摄取，这是为了保证胎宝宝日益增长的需求，孕妈妈也不用担心吃这些会长胖。

正确食用孕妇奶粉

怀孕以后，孕妈妈的身体要经受一场考验，充足的营养对于孕妈妈来说非常重要。充足营养的前提就是食物多样化，因为任何一种或几种食物都不能满足全面的营养需求，如果孕妈妈不能保证形成合理平衡的膳食结构，有些营养素如维生素 D、维生素 B_{12} 等就可能会摄入不足。在膳食结构不平衡时，孕妈妈可选择正规的孕妇奶粉，按照产品说明的用法和用量食用。

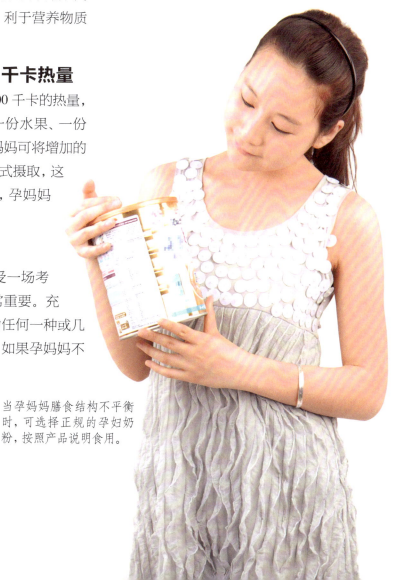

当孕妈妈膳食结构不平衡时，可选择正规的孕妇奶粉，按照产品说明食用。

孕4月不长胖营养餐

即使孕妈妈胃口好起来了,每天都十分有食欲,也不要大吃特吃,在这个体重迅速增长的阶段,孕妈妈一定要控制好食量,不然会导致自己的体重失控,一发不可收拾。

香菇荞麦粥

原料: 大米200克,荞麦50克,干香菇2朵。

做法: ❶ 干香菇泡发,切成细丝。❷ 大米和荞麦淘洗干净,放入锅中,加适量水,开大火煮。❸ 沸腾后放入香菇丝,转小火,慢慢熬制成粥。

营养不增重: 荞麦能增强饱腹感,而且热量较低,胃口大好的孕妈妈也不用担心长胖。

猕猴桃酸奶

原料: 猕猴桃2个,酸奶250毫升。

做法: ❶ 猕猴桃剥皮、切块。❷ 将猕猴桃、酸奶放入榨汁机中,搅拌均匀即可。

营养不增重: 猕猴桃中丰富的维生素C和膳食纤维,可帮助消化,预防便秘,避免孕妈妈体重飙升。

炒合菜

原料: 黄豆芽、韭菜、豆干、猪肉各30克,鸡蛋1个,葱段、盐、酱油各适量。

做法: ❶ 韭菜切段,豆干和猪肉切丝,鸡蛋用油炒散。❷ 锅中放葱段炝锅,先后放入猪肉丝、豆干丝、韭菜段、黄豆芽和鸡蛋翻炒至熟,加入盐、酱油调味。

营养不增重: 炒合菜中食材种类丰富,维生素含量也高,可以满足孕妈妈和胎宝宝的营养需求。

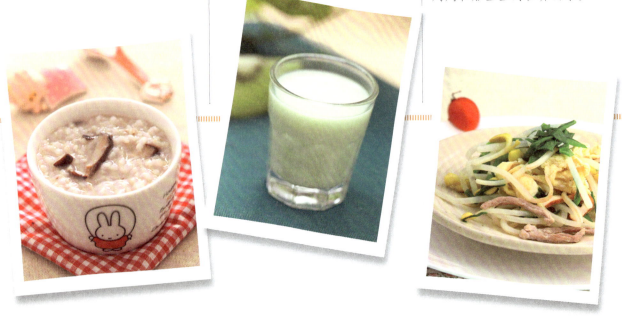

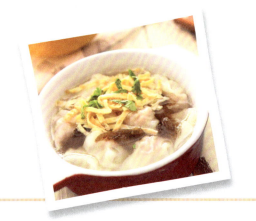

忌一次吃到饱

本月孕妈妈可摄取到多样美食,但再有营养的食物都不要一次吃得过多、过饱。

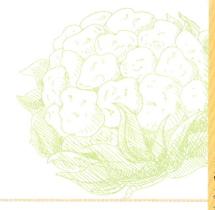

三鲜馄饨

原料: 猪肉250克,馄饨皮300克,鸡蛋1个,虾仁20克,紫菜、香菜末、盐、高汤、香油各适量。

做法: ❶鸡蛋打散,平底锅刷一层油,蛋液入油锅摊成蛋皮,取出晾凉切丝;猪肉洗净剁碎,加盐拌成馅。❷馄饨皮包入猪肉馅和虾仁。❸在沸水中下入馄饨、紫菜;加1次冷水,待再沸时捞起馄饨放在碗中。❹碗中放入蛋皮丝、香菜末,加入盐、高汤,淋上香油。

营养不增重: 三鲜馄饨食材丰富,能够帮孕妈妈补充钙和维生素D,怕胖的孕妈妈可以将猪肉换成虾肉、鱼肉,减少脂肪的摄入。

拌豆腐干丝

原料: 豆腐干丝350克,葱末、酱油、香油、盐各适量。

做法: ❶豆腐干丝洗净略焯,装入盘中。❷葱末撒在豆腐干丝上,加入酱油、香油、盐,拌匀即成。

营养不增重: 豆腐干能为孕妈妈补充钙及蛋白质,有利于孕妈妈强健身体、促进胎宝宝的骨骼发育,而且豆腐干热量低,孕妈妈适量食用并不会发胖。

咖喱蔬菜鱼丸煲

原料: 洋葱、胡萝卜、鱼丸、西蓝花各30克,盐、白糖、酱油、咖喱各适量。

做法: ❶洋葱、胡萝卜分别去皮、洗净、切块;西蓝花洗净、切块。❷油锅烧热,倒入洋葱块、胡萝卜块,调入咖喱,翻炒至熟,加水烧沸,放入鱼丸、西蓝花块,煮熟后加盐、白糖、酱油调味即可。

营养不增重: 此菜可提供充足的维生素和蛋白质,而且咖喱的味道可以让孕妈妈的胃口变得更好,适合偏瘦的孕妈妈稳定体重时食用。

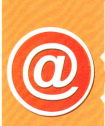

@ 容易饥饿的孕妈妈: "一日五餐"的饮食模式更适合容易感觉到饿的孕妈妈。因为随着胎宝宝的发育,孕妈妈需要摄入更多营养,将每日营养分成五份,分别在早、中、晚、上午加餐、下午加餐食用,既保证营养,又不会长胖。

@ 补钙的孕妈妈: 需要补钙的孕妈妈,每天应喝500~600毫升牛奶,多吃鱼类、鸡蛋、杏仁、芝麻、瘦肉,以补充钙质,为胎宝宝的骨骼和牙齿的发育提供足够钙质。

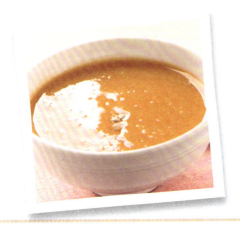
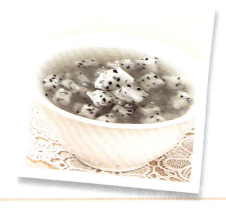

少外出就餐

大部分餐厅提供的食物都多油、多盐、多糖、多味精，不符合孕妈妈的饮食要求。

荞麦南瓜米糊

原料：荞麦 80 克，南瓜 40 克。

做法：❶ 荞麦洗净，浸泡 3 小时；南瓜去皮，切成小块。❷ 将以上所有原料放入豆浆机中，加清水至上下水位线之间，按"米糊"键，加工好后倒出即可。

营养不增重：南瓜、荞麦都是富含膳食纤维的食物，能够增强饱腹感，避免孕妈妈摄入过多热量导致发胖。

海蜇拌双椒

原料：海蜇皮 200 克，青椒、红椒各 1 个，姜丝、盐、白糖、香油各适量。

做法：❶ 海蜇皮洗净、切丝，温水浸泡后沥干；青椒、红椒洗净、切丝备用。❷ 青椒丝、红椒丝拌入海蜇皮，加姜丝、盐、白糖、香油拌匀即可。

营养不增重：海蜇含钾、钙、碘丰富，且脂肪含量低，是孕妈妈保持体重、补充营养的好选择。

西米火龙果

原料：西米 100 克，火龙果 1 个，白糖、水淀粉各适量。

做法：❶ 西米用开水泡透蒸熟；火龙果对半剖开，果肉切成小粒。❷ 锅烧热，注入清水，加入白糖、西米、火龙果粒一起煮开。❸ 用水淀粉勾芡后盛入碗内。

营养不增重：火龙果富含膳食纤维，既能增加饱腹感，又能减少人体对脂肪的吸收，从而达到控制体重的目的。

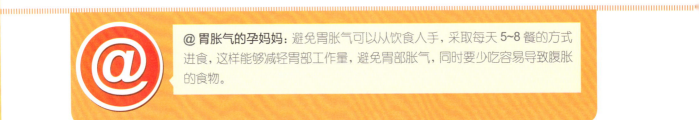

@ 胃胀气的孕妈妈：避免胃胀气可以从饮食入手，采取每天 5~8 餐的方式进食，这样能够减轻胃部工作量，避免胃部胀气，同时要少吃容易导致腹胀的食物。

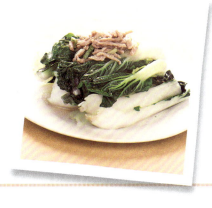
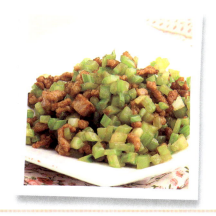
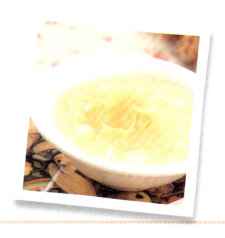

骨汤奶白菜

原料： 奶白菜 200 克，猪里脊肉 100 克，香菜 2 棵，骨头汤、盐、香油、水淀粉各适量。

做法： ❶ 猪里脊肉洗净，切丝；香菜切段；奶白菜洗净，对半切开，焯水。❷ 锅中倒入骨头汤烧开，再放肉丝搅散，加盐、水淀粉，再放香菜，淋入香油。❸ 将做好的汤浇在奶白菜上。

营养不增重： 奶白菜口感清淡香甜、营养丰富，而且热量较低，是孕妈妈控制体重、补充营养的好选择。

肉末炒芹菜

原料： 猪肉 150 克，芹菜 200 克，酱油、料酒、葱花、姜末、盐各适量。

做法： ❶ 猪肉洗净，切丁，用酱油、料酒调汁腌制；芹菜洗净，切丁。❷ 油锅烧热，先下葱花、姜末煸炒，再下肉丁大火快炒，放入芹菜丁，炒至熟时，烹入酱油和料酒，加盐调味即可。

营养不增重： 芹菜是一种理想的绿色减肥食物，因为芹菜热量低，富含膳食纤维，孕妈妈在消化过程中消耗的热量要多于食材本身的热量。

百合粥

原料： 百合 20 克，大米 30 克，冰糖适量。

做法： ❶ 百合撕瓣，洗净；大米洗净。❷ 将大米放入锅内，加适量清水，快熟时，加入百合、冰糖，煮成稠粥即可。

营养不增重： 百合有宁心安神的功效，提升孕妈妈的睡眠质量。同时，百合还可提高孕妈妈身体代谢，增加每日热量消耗，有利于孕妈妈维持体重。

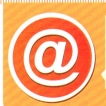

@爱美的孕妈妈： 进入孕 4 月，有些孕妈妈会产生妊娠纹，而补充维生素是防治妊娠纹的好方法。多吃一些富含维生素的水果以及富含维生素 B_6 的奶制品，对预防妊娠纹非常有效。

孕5月

进入孕5月，孕妈妈的孕肚已经比较明显了，尤其是比较瘦弱的孕妈妈，感觉肚子是突然长起来的。本月孕妈妈要注意安排好饮食，并控制好食量，避免出现超重的情况。

孕5月这样吃，拒绝超重

本月孕妈妈需要将更多的精力放到增加营养上，食物花样要不断变换，还要格外注意控制体重的增长，饮食需要做到丰富多样，荤素、粗细搭配合理。

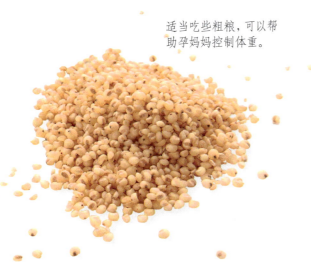

适当吃些粗粮，可以帮助孕妈妈控制体重。

控制体重从调节每餐饮食比例开始

糖类、蛋白质、脂肪是维持人体机能正常运作的必要元素，孕妈妈在怀孕期间要注意摄取这三类营养素。从本月开始，孕妈妈的体重很容易快速飙升，这时要注意调整糖类、蛋白质、脂肪的摄入比例，应适当增加蛋白质的摄入，减少糖类和脂肪的摄入，每日摄入约500克主食，搭配450克蔬菜、150克肉类、100克水果是较为合适的。此外，孕妈妈还应补充足量的维生素和微量元素。

适当吃些粗粮

粗粮加工简单，保存了比细粮更多的蛋白质、脂肪、维生素、矿物质及膳食纤维，对孕妈妈和胎宝宝来说非常有益。所以孕妈妈饮食应注意粗细粮搭配。经常吃粗粮可以预防及缓解便秘，粗粮中丰富的膳食纤维还有助于孕妈妈控制体重。

粗粮主要包括谷类中的玉米、紫米、高粱、燕麦、荞麦、麦麸，以及豆类中的大豆、青豆、红小豆、绿豆等。孕妈妈添加粗粮时应循序渐进地增加，不要操之过急，以免引起消化不良，使肠道不适。孕妈妈可以根据自己的饮食习惯进行添加，每天保证摄入粗粮30~60克即可。

整个孕期都要少吃甜食

蛋糕等甜食的热量高，营养价值却不如蔬果、粮食高，孕妈妈多吃很容易长胖，因此，在整个孕期，孕妈妈都要控制吃甜食的量，避免摄入热量过高，导致脂肪堆积。孕妈妈可以在没有胃口的时候吃一小块，但是不宜常吃。

要保持体重，晚餐不宜这样吃

孕妈妈既要保证营养的足量摄入，又要保证体重不增长太多，晚餐吃得科学很重要，孕妈妈要记住下面三点：

晚餐不宜过迟。如果晚餐时间与上床休息时间间隔太近，不但会造成脂肪堆积，加重胃肠道的负担，还会导致孕妈妈难以入睡。

晚餐不宜进食过多。晚上吃太多，易出现消化不良及胃痛等现象，热量也不容易被消耗，久而久之就会让孕妈妈的体重直线上升。

不宜吃太多肉蛋类食物。在晚餐进食大量蛋、肉、鱼，而活动量又很小的情况下，多余的营养会转化为脂肪储存起来，使孕妈妈越来越胖，还会导致胎宝宝营养过剩。

为控制体重，晚餐不吃主食也不对

孕妈妈不要为了不让体重增加就不吃主食，这样营养摄入会失衡。可以吃半份白米饭，加一小块蒸南瓜或者一个蒸土豆。这样吃能做到粗细搭配，营养也会更丰富，不只补充了蛋白质，还补充了膳食纤维，有助于孕妈妈控制体重。

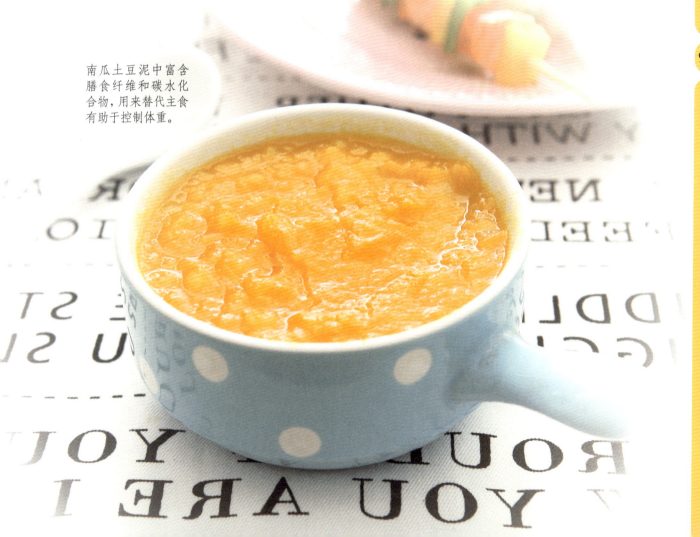

南瓜土豆泥中富含膳食纤维和碳水化合物，用来替代主食有助于控制体重。

孕5月不长胖营养餐

孕5月的饮食要重营养不重食量,应做到营养丰富、搭配合理。饮食上保持多样化,荤素、粗细搭配,不要只吃自己喜欢吃的食物。

冬笋香菇扒油菜

原料: 油菜200克,冬笋50克,香菇4朵,葱、盐各适量。

做法: ❶油菜洗净,切段,香菇对半切开;冬笋切片,并放入沸水中焯烫;葱切末。❷油锅烧热,放入葱末、冬笋片、香菇煸炒后,倒入少量清水,再放入油菜段、盐,用大火炒熟即可。

营养不增重: 油菜中含大量维生素和膳食纤维,有助于孕妈妈补充营养和预防便秘,还有助于避免孕妈妈体重飙升。

牛奶红枣粥

原料: 大米30克,鲜牛奶250毫升,红枣5颗。

做法: ❶红枣洗净,去核。❷大米洗净放入锅内,加入清水,熬至大米绵软。❸加入鲜牛奶和红枣,煮至粥浓稠即可。

营养不增重: 牛奶含钙高且易于吸收,红枣有补血的作用,可促进胎宝宝健康发育,帮助体重增长缓慢的孕妈妈稳定增重。

豆角烧荸荠

原料: 豆角200克,荸荠100克,牛肉50克,料酒、葱姜汁、盐、高汤各适量。

做法: ❶荸荠削去外皮,切片;豆角洗净,斜切成段;牛肉切成片,用部分料酒、葱姜汁和盐腌制。❷油锅烧热,下入牛肉片炒至变色,下入豆角段炒匀,放入余下的料酒、葱姜汁,加高汤烧至将熟。❸下入荸荠片,炒匀至熟,加适量盐调味即可。

营养不增重: 豆角中的有效物质有助于抑制碳水化合物分解,可减少热量的摄入,避免孕妈妈体重超标。

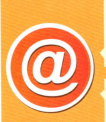

@水肿的孕妈妈: 孕妈妈这个时期容易产生水肿,所以应该注意饮食不宜太咸,还应注意休息,每天卧床休息9~10小时,中午最好休息1小时,左侧卧位利于水肿消退。

@职场孕妈妈: 还坚守岗位的孕妈妈对待工作餐要"挑三拣四",避免吃到对胎宝宝不利的食物。口味的要求可以降低,但营养的要求不能降,一顿饭里要主食、鱼、肉、蔬菜都有,同类食物尽量种类丰富。

避免摄入铅

孕妈妈的血铅水平高,可能造成胎宝宝先天性弱智或畸形,所以应避免食用松花蛋等含铅高的食品。

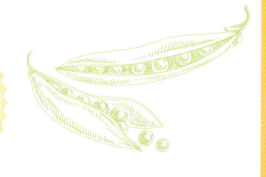

松仁鸡肉卷

原料: 鸡肉100克,虾仁50克,松子仁20克,胡萝卜碎丁、鸡蛋清、淀粉、盐、料酒各适量。

做法: ❶将鸡肉洗净,切成薄片。❷虾仁洗净,切碎,剁成蓉,加入胡萝卜碎丁、盐、料酒、鸡蛋清和淀粉搅匀。❸在鸡肉片上放虾蓉和松子仁,卷成卷儿,入蒸锅大火蒸熟即可。

营养不增重: 虾仁脂肪含量低,且富含硒,能帮助孕妈妈稳定体重,还能促进胎宝宝的智力发育。

牛奶水果饮

原料: 牛奶200毫升,玉米粒、葡萄、猕猴桃、水淀粉、蜂蜜各适量。

做法: ❶将猕猴桃、葡萄均切丁。❷把牛奶倒入锅中,然后开火,放入玉米粒,边搅动边放入水淀粉,调至黏稠度合适。❸出锅后将切好的水果丁放入,放至温热后滴几滴蜂蜜拌匀即可。

营养不增重: 此饮品能够帮助孕妈妈补充大量维生素、蛋白质等营养,玉米还能促进孕妈妈的新陈代谢,帮助孕妈妈稳步增重。

豌豆粥

原料: 豌豆50克,大米150克,鸡蛋1个。

做法: ❶豌豆、大米洗净,放入锅内,加适量水,用大火煮沸。❷撇去浮沫后用小火熬煮至豌豆酥烂。❸淋入鸡蛋液稍煮即可。

营养不增重: 豌豆有利水消肿的作用,且富含膳食纤维,能够减轻妊娠水肿的情况,利于孕妈妈控制体重。

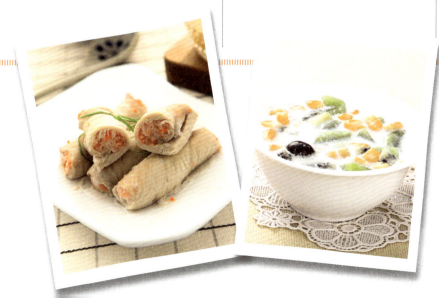

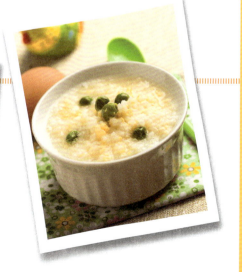

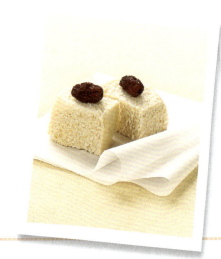
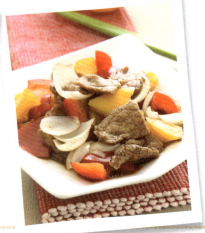
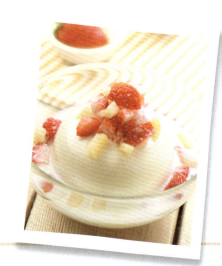

玉米面发糕

原料： 面粉 150 克，玉米面 100 克，红枣 2 颗，泡打粉、酵母粉、白糖各适量。

做法： ❶ 将面粉、玉米面、白糖、泡打粉混合均匀；酵母粉溶于温水后倒入面粉中，揉成均匀的面团。❷ 将面团放入蛋糕模具中，放温暖处饧发 40 分钟左右至 2 倍大。❸ 红枣洗净后嵌入面团表面，入蒸锅。❹ 大火蒸 20 分钟，立即取出，取下模具，切成厚片即可。

营养不增重： 在精面中加入粗粮玉米面，做到粗细搭配，可促进肠道蠕动，帮孕妈妈增强代谢、稳定体重。

百合炒牛肉

原料： 牛肉、百合各 150 克，红椒片、黄椒片、酱油、盐各适量。

做法： ❶ 牛肉洗净，切成薄片放入碗中，用酱油抓匀，腌制 20 分钟。❷ 油锅烧热，倒入牛肉，大火快炒，加入红椒片、黄椒片、百合翻炒至牛肉全部变色，加盐调味后就可以起锅了。

营养不增重： 牛肉能为孕妈妈补充铁和蛋白质，百合能安神助眠，适合偏瘦、失眠的孕妈妈食用。

酸奶草莓布丁

原料： 鲜牛奶 200 毫升，草莓丁、苹果丁、明胶粉、白糖、酸奶各适量。

做法： ❶ 鲜牛奶加适量明胶粉、白糖煮化，晾凉后加入酸奶，倒入玻璃容器中搅拌均匀。❷ 加入水果丁后冷藏，食用时取出放至常温即可。

营养不增重： 酸奶草莓布丁口感滑爽，味道酸甜，既可以补充维生素，还可以预防孕期便秘，帮孕妈妈控制体重增长。

@失眠的孕妈妈： 失眠的孕妈妈不要私自服用安眠药，这可能会对胎宝宝产生不利影响，平时可吃一些有安神、除烦功效的食材，如芹菜、百合等。

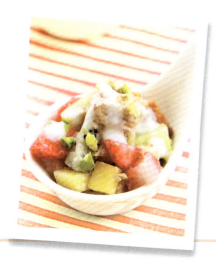

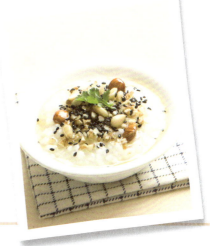

粗细结合

怀孕期间只吃精米、精面，容易导致营养失衡，影响孕妈妈健康和胎宝宝发育。

水果酸奶吐司

原料：全麦吐司2片，酸奶1杯，蜂蜜、草莓、哈密瓜、猕猴桃各适量。

做法：❶ 将吐司放在多士炉中略烤一下，切成方丁。❷ 所有水果洗净，去皮，切成小块。❸ 将酸奶盛入碗中，调入适量蜂蜜，再加入吐司丁、水果丁搅拌均匀。

营养不增重：此甜品用了多种水果，使孕妈妈能摄取到多种维生素，用酸奶作为酱料，既可保证酸甜的口感，也可减少热量的摄入，避免孕妈妈长胖。

什锦烧豆腐

原料：虾米10克，豆腐200克，笋尖30克，香菇6朵，鸡肉50克，料酒、酱油、盐、姜末各适量。

做法：❶ 豆腐洗净，切块；香菇、笋尖、鸡肉分别洗净，切片。❷ 将姜末、虾米和香菇片煸炒出香味，放豆腐块和鸡肉片、笋片，加酱油、料酒炒匀，加清水略煮，放盐调味即可。

营养不增重：此菜能够给孕妈妈补充大量蛋白质、维生素、膳食纤维，增强孕妈妈体质，且脂肪含量较低，不会让孕妈妈体重快速增长。

五仁大米粥

原料：大米30克，芝麻、碎核桃仁、碎杏仁、碎花生仁、瓜子仁、冰糖水各适量。

做法：❶ 大米洗净，加水煮成稀粥，加入芝麻、碎核桃仁、碎杏仁、碎花生仁、瓜子仁。❷ 加入冰糖水，煮10分钟即可。

营养不增重：芝麻、核桃、花生等坚果富含脂肪，是素食孕妈妈补充营养的佳选，而且这些坚果的脂肪多为不饱和脂肪酸，孕妈妈每天适量吃一些，并不会增重太多。

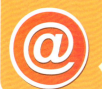

@ 素食的孕妈妈：孕妈妈在孕期只吃素食会对胎宝宝有一些影响，单纯吃素食会造成营养种类的缺失，影响胎宝宝的生长发育。如果是素食主义者，建议至少要吃一些富含油脂的植物，比如坚果、大豆。

孕6月

本月随着胎宝宝的长大,孕妈妈的肚子也越来越大,体重也在不断增加,孕妈妈一定要控制好体重,切忌长出太多赘肉。孕妈妈可以采用均衡、适量的饮食方式加上适度运动的方法来控制体重。

孕6月这样吃,拒绝超重

孕6个月的时候,胎宝宝吸收的营养是孕早期时的五六倍,孕妈妈比之前更容易感觉到饥饿,少吃多餐是这一时期对抗饥饿的好办法,还能避免因为摄入过量而引起肥胖。

盲目进食易超重

本月是胎宝宝迅速发育的时期,胎宝宝除了体重迅速增长外,一些组织器官也在分化、增长,孕妈妈既要保证胎宝宝的正常发育,还要控制自身体重的增长。在这一时期,孕妈妈体重失控很多是因为盲目吃了很多东西,比如主食摄入过量,或者嗜好吃甜食、油炸食物等。多余的能量消耗不掉就会导致孕妈妈体重超标。想要控制体重,要根据需要进补,吃一些营养又不易发胖的食物,如芦笋、南瓜等。

适度增加热量不长胖

进入孕中期后,孕妈妈每日的热量需求量要比孕早期增加200千卡,这是为了满足胎宝宝的发育需要。但是热量的增加量因人而异。比如有的孕妈妈是全天在家待产,运动量不大,就不能增加太多热量,否则不但不会让胎宝宝发育更好,反而会让孕妈妈越来越胖。而有的孕妈妈依然在工作,每日上下班路途中的运动量也很大,就要适度增加一些热量,以保证给胎宝宝提供充足的能量,促使其发育。

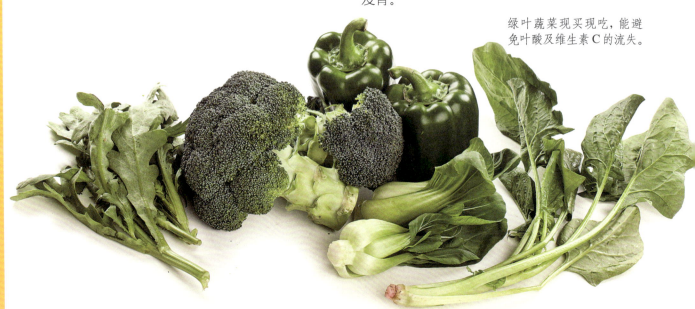

绿叶蔬菜现买现吃,能避免叶酸及维生素C的流失。

全麦制品能有效控制体重

专家建议孕妈妈吃一些全麦饼干、麦片粥、全麦面包等全麦食品。全麦制品可以让孕妈妈保持充沛的精力，因富含膳食纤维，能让孕妈妈有饱腹感，可以降低孕妈妈的食欲，促进体内废物排出，以此来帮助孕妈妈达到控制体重的目的。

膳食纤维帮助控制体重

全麦饼干、全麦面包中含有丰富的不可溶性膳食纤维，可以促进肠胃蠕动，缩短食物通过消化道的时间，起到防治便秘的作用，达到控制体重的目的。而富含可溶性膳食纤维的魔芋是通过增加饱腹感、减缓食物进入肠道的速度的方式来控制脂肪的吸收率，进而达到控制体重的效果。

良好的饮食习惯有利于控制体重

有的孕妈妈喜欢边看电视边吃零食，不知不觉吃进了大量的食物。这个饮食习惯很不好，容易造成营养过剩，导致脂肪堆积，使孕妈妈体重迅速增长。孕妈妈要注意饮食有规律，控制食量且按时进餐。如果孕妈妈总感觉饿，想要吃零食，可以选择一些热量较低的蔬菜和水果，制成沙拉来吃，不要选择糖果、油炸薯片等高热量食物作为零食。

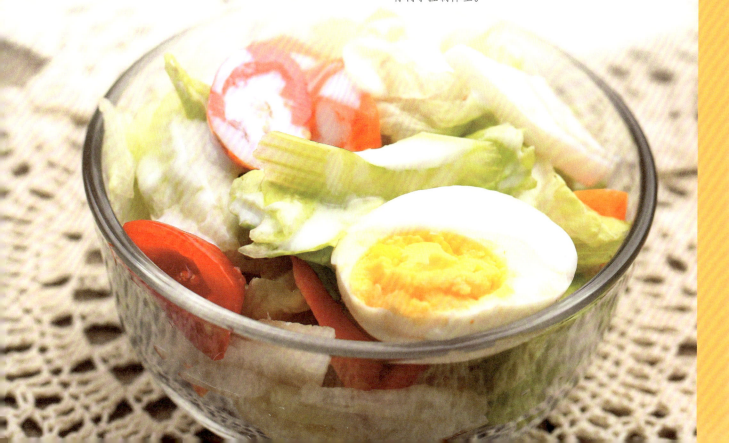

孕妈妈将热量较低的蔬菜和水果制成沙拉食用，有利于控制体重。

孕6月不长胖营养餐

孕6月的孕妈妈可以保持前几个月的饮食规律，注重营养均衡，同时饮食口味宜清淡，不要偏食肉食。偏食任何食物都会导致营养摄入不均衡，从而影响胎宝宝的发育。

吃饭别太快

吃饭过快会影响对食物的消化、吸收，孕妈妈得不到足够多的营养，还易引起肠胃不适。

海带豆腐汤

原料：豆腐100克，海带50克，盐适量。

做法：❶豆腐洗净，切块；海带洗净，切条。❷锅中加清水，放入海带大火烧沸，然后转中火煮熟软。❸放入豆腐块煮熟透，最后加盐调味。

营养不增重：豆腐中含有丰富的钙、蛋白质，海带含有碘、锌等矿物质，此汤营养全面且热量较低，适宜偏重、超重的孕妈妈食用。

紫薯银耳松子粥

原料：大米20克，松子仁5克，银耳4朵，紫薯2个，蜂蜜适量。

做法：❶用温水泡发银耳；将紫薯去皮，切成小方粒。❷锅中加水，将淘洗好的大米放入其中，大火烧开后，放入紫薯粒，再烧开后改小火。❸往锅中放入泡好的银耳。❹待大米开花时，撒入松子仁。❺放凉至60℃以下后，调入蜂蜜即可。

营养不增重：此粥具有通肠的功效，能帮助孕妈妈预防便秘，促进废物排出，减少对脂肪的吸收。

孜然鱿鱼

原料：鱿鱼1只，洋葱30克，红椒、青椒各20克，白醋、料酒、孜然、葱花、姜末、蒜蓉辣酱各适量。

做法：❶青椒、洋葱、红椒洗净，切片。鱿鱼切花刀后切片，放入热水中氽一下捞出。❷油锅烧热，放入葱花、姜末、洋葱片爆锅，放入鱿鱼片、青椒片、红椒片一起炒，放一点白醋、料酒和少量孜然。❸放入蒜蓉辣酱，煸炒两下就可以起锅了。

营养不增重：鱿鱼富含蛋白质和矿物质，但脂肪含量低，能为胎宝宝提供充足的营养，同时避免孕妈妈长胖。

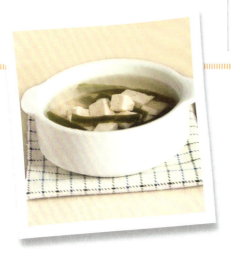
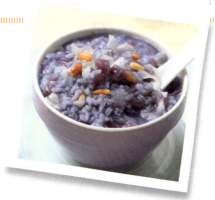
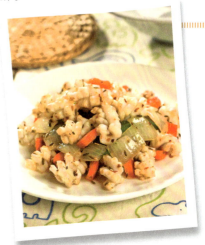

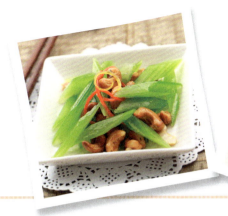
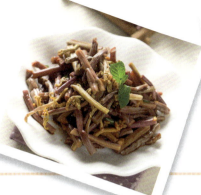
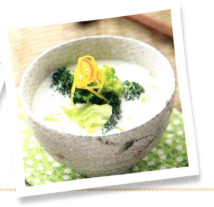

西芹腰果

原料：西芹 200 克，腰果 80 克，葱、蒜、酱油、盐、红椒丝、黄椒丝各适量。

做法：❶ 将葱切段；蒜切末；西芹洗净，切段。❷ 油锅烧热，放入腰果炒熟，捞出。❸ 锅中加少许油，加酱油、葱段、蒜末爆香，放入西芹段翻炒。❹ 待西芹炒熟后，放入腰果，调入盐翻炒几下，加红椒丝、黄椒丝点缀即可。

营养不增重：腰果富含不饱和脂肪酸、维生素A、B族维生素等营养，适合爱美的孕妈妈，而且西芹热量极低，适当吃不会让孕妈妈长胖。

凉拌蕨菜

原料：蕨菜 200 克，盐、酱油、醋、蒜末、白糖、香油、薄荷叶各适量。

做法：❶ 将蕨菜放入开水中烫熟，捞出切段。❷ 加入蒜末、酱油、香油、盐、醋、白糖拌匀，点缀薄荷叶即可。

营养不增重：蕨菜含有的膳食纤维能促进胃肠蠕动，具有下气、通便的作用。此外孕妈妈吃点蕨菜还能清热降气，增强抵抗力。

奶汁烩生菜

原料：生菜 150 克，西蓝花 100 克，鲜牛奶 150 毫升、淀粉、盐、高汤、红椒丝、黄椒丝各适量。

做法：❶ 生菜、西蓝花洗净，切小块。❷ 锅中倒入切好的菜翻炒，加盐、高汤调味，盛盘。❸ 煮牛奶，加一些高汤、淀粉，熬成浓汁浇在菜上，加红椒丝、黄椒丝点缀即可。

营养不增重：奶汁烩生菜中维生素C、膳食纤维含量丰富，既可预防便秘，又因其清淡的口感、较低的热量，有助于孕妈妈控制体重增长。

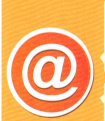

@ 贫血的孕妈妈：贫血孕妈妈此时除了吃富含铁的食物外，还要注意多吃一些能够促进铁质吸收的富含维生素C的蔬果，如柠檬、西红柿、猕猴桃、草莓等。

@ 便秘的孕妈妈：孕中期，孕妈妈常会受到便秘的困扰，绿叶蔬菜是机体所需的维生素、矿物质及膳食纤维的主要来源，也是孕期便秘的"天敌"，便秘的孕妈妈应每天坚持摄入绿色蔬菜。

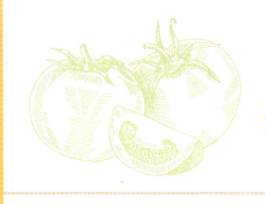

注意及时补铁

铁是制造红细胞的主要元素，如果孕妈妈铁摄入不足，便会出现贫血。

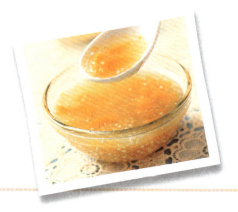

西红柿炖豆腐

原料：西红柿1个，豆腐200克，盐适量。

做法：❶ 将西红柿洗净切片，放入锅中炒出汤汁。❷ 豆腐切长条，放入西红柿中，加水、盐，大火煮开，改小火慢炖20分钟即可。

营养不增重：这道菜的热量及油脂含量均较低，不会让孕妈妈大幅度增重，其中的番茄红素、维生素C还有助于淡化妊娠斑。

菠萝虾仁炒饭

原料：虾仁100克，豌豆50克，米饭200克，菠萝半个，蒜末、盐、香油各适量。

做法：❶ 虾仁洗净；菠萝取果肉切小丁；豌豆洗净，入沸水焯烫。❷ 油锅烧热，爆香蒜末，加入虾仁炒至八成熟，加豌豆、米饭、菠萝丁快炒至饭粒散开，加盐、香油调味。

营养不增重：此饭可补充碳水化合物、维生素、蛋白质，是为孕妈妈补充体能的美食，不过糖分较高，超重的孕妈妈应少吃。

芒果西米露

原料：西米100克，芒果3个，白糖适量。

做法：❶ 西米用水浸至变大，放入沸水中，煮至透明状取出，沥干，放入碗内。❷ 芒果肉切粒，放入搅拌机中，加入适量白糖，搅拌成芒果甜浆。❸ 将芒果甜浆倒在西米上拌匀即可。

营养不增重：芒果西米露可放入冰箱冰镇，作为夏天的一道清爽甜品，既解暑又能为孕妈妈的身体补充能量。

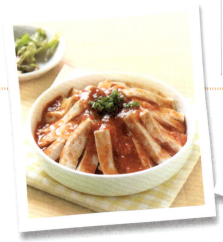
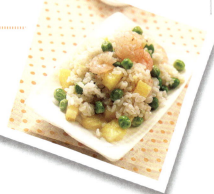
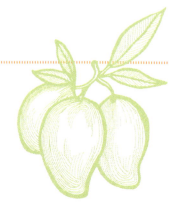

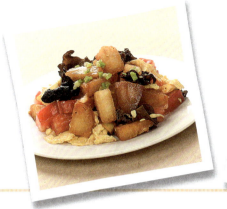 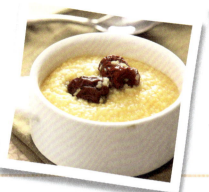 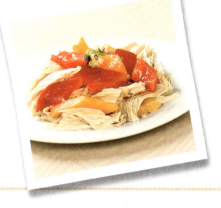

炒馒头

原料： 馒头1个，木耳2朵，西红柿1个，鸡蛋1个，盐、葱末各适量。

做法： ❶ 馒头切小块；木耳泡发、洗净、切块；西红柿切块；鸡蛋打散。❷ 油锅加热，放入木耳翻炒，倒入鸡蛋液，再加西红柿和适量水，最后加盐和馒头块翻炒均匀，撒上葱末。

营养不增重： 此菜食材丰富，将主食也囊括其中，西红柿、木耳、鸡蛋富含蛋白质、维生素及多种矿物质，馒头富含碳水化合物，能满足孕妈妈的能量需求。

小米红枣粥

原料： 小米50克，红枣3颗。

做法： ❶ 红枣洗净；起凉水锅，水完全沸腾后放入小米。❷ 放红枣和小米一起煮，撇去枣沫，去杂质，转小火煮至粥熟即可。

营养不增重： 此粥富含B族维生素等营养，孕妈妈常吃可补血养颜，不加糖可避免孕妈妈摄入更多热量。

彩椒炒腐竹

原料： 黄椒、红椒各50克，腐竹80克，葱末、盐、香油、水淀粉各适量。

做法： ❶ 黄椒、红椒洗净，切菱形片；腐竹泡水后斜刀切成段。❷ 油锅烧热，煸香葱末，放入黄椒片、红椒片、腐竹段翻炒。❸ 放水淀粉勾芡，出锅时加盐调味，再淋入香油即可。

营养不增重： 此菜富含维生素C、蛋白质，能够促进胎宝宝的发育，也能帮助孕妈妈补血、养颜，而且彩椒可促进新陈代谢，预防体内脂肪堆积，有助于孕妈妈减肥。

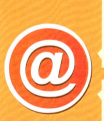

@怕热的孕妈妈： 夏天天气热，很多怕热的孕妈妈都想吃冰激凌，可还是少吃或不吃为好。因为冰激凌中含有多种化学色素和添加剂，这些成分摄入过多对胎宝宝有不良影响。而且寒凉的物质刺激肠胃，会导致胎动不安。

@有妊娠斑的孕妈妈： 有些孕妈妈在本月会在鼻梁和两颊长出黄褐色的蝴蝶斑，即妊娠斑，孕妈妈可以适当多吃一些西红柿，它富含番茄红素和维生素C，有助于淡化妊娠斑。

孕 7 月

本月，虽然孕妈妈体重不断上升，走起路来都气喘吁吁，但也不能节食，相反更应该注意营养的摄取。同时孕妈妈要注意通过饮食来提高免疫力，以保证胎宝宝的健康发育。

孕 7 月这样吃，拒绝超重

孕 7 月，胎宝宝和孕妈妈对各种营养元素的需求都有所增加，胎宝宝和孕妈妈的体重也跟着飞速增长，此阶段，孕妈妈要调整食物的摄入量，尽量使体重增长保持在合理范围内。

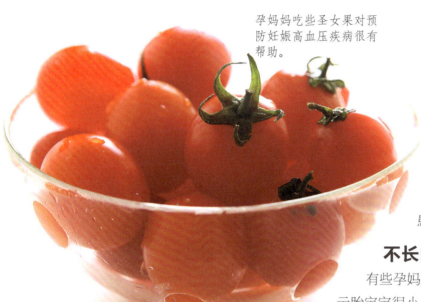

孕妈妈吃些圣女果对预防妊娠高血压疾病很有帮助。

合理饮食，控制体重增长

孕 7 月是孕妈妈体重迅速增长、胎宝宝迅速成长的阶段，多数孕妈妈体重增长会超标，这时期也是妊娠高血压疾病、妊娠糖尿病的高发期。此时孕妈妈的主食最好是米面和杂粮搭配，副食则要全面多样、荤素搭配。

不要太贪嘴

平时孕妈妈要避免吃太甜的食物及人工甜味剂和人造脂肪，包括白糖、糖浆、阿斯巴甜糖果及朱古力、可乐或人工添加甜味素的果汁饮料、水果罐头、人造奶油、冰冻果汁露、含糖花生酱等。否则，体重会直线飙升，增加患上妊娠糖尿病的风险。

不长肉的小秘诀

有些孕妈妈体重增加了不少，但是做 B 超却显示胎宝宝很小，肉全长在自己身上了。而有些孕妈妈虽然体重没增加多少，但是胎宝宝体重却很正常。那么，如何才能做到只长胎不长肉呢？

本月，孕妈妈的肚子已经越来越大了，行动多有不便，所以控制体重就要靠合理的饮食，再加上适度的锻炼了。

每天摄入谷类 400~500 克，谷类适当选择杂粮，如小米、玉米、燕麦等；豆制品 50 克；肉、禽、蛋、鱼 150~200 克；其中动物肝脏及动物血每周一两次，每次 50~100 克；蔬菜 500 克；深色蔬菜占一半以上；牛奶 250 毫升。

每天做适当的锻炼，千万不能因为肚子大了不方便就整天躺着不动，最好的方式就是散步，一般以 20 分钟左右为宜，不要太劳累，中途可以坐下来休息一下。

饥饿感来袭，更要注意吃

孕 7 月，孕妈妈会更容易感到饥饿，但也要控制吃，晚上睡前不要吃饼干，通常饼干中奶油和糖含量都很高，随便吃点就会发胖，孕妈妈可以吃半块苹果或者蔬菜条来缓解饥饿。平时吃坚果要适量，因为坚果中油脂含量较高，吃多了会导致脂肪堆积。孕妈妈可以吃一些煮熟的豆类，补充蛋白质的同时，也能增强饱腹感。

做到规律饮食

由于本月孕妈妈更容易感到饥饿，所以更要注意做到规律饮食，一日三餐及两顿加餐都要定时、定量，不要一感到饿就吃很多零食，这样会影响正餐，很容易导致营养摄取不均衡，对胎宝宝和孕妈妈的健康都没有好处。

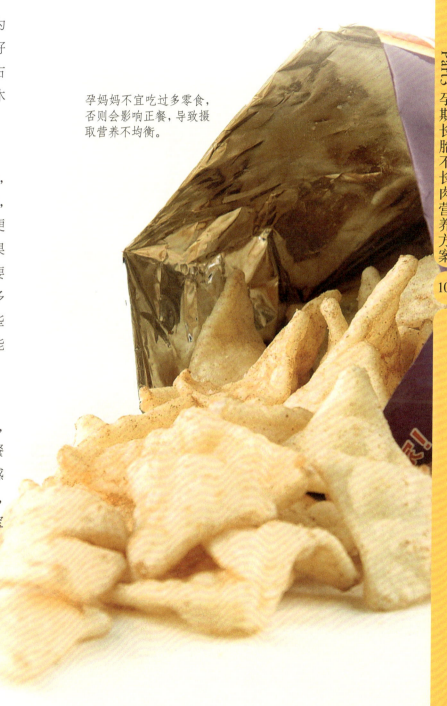

孕妈妈不宜吃过多零食，否则会影响正餐，导致摄取营养不均衡。

孕7月不长胖营养餐

本月饮食重点仍是补充营养，要适量摄入优质蛋白质和脂肪，同时还要继续控制体重，避免体重快速攀升。

小米面茶

原料： 小米面100克，芝麻40克，麻酱、盐、姜粉各适量。

做法： ❶ 芝麻用水冲洗干净，沥干水分，入锅炒熟，擀碎，加盐拌一下。❷ 锅内加清水、姜粉，烧开后将小米面和成稀糊倒入锅内，略加搅拌，开锅后盛入碗内。❸ 将麻酱调匀，用小勺淋入碗内，再撒入芝麻盐。

营养不增重： 小米是粗粮，孕妈妈每天少量吃一些，有助于避免体内脂肪堆积，帮助孕妈妈控制体重。

香肥带鱼

原料： 带鱼1条，牛奶150毫升，番茄酱、盐、淀粉、黄瓜片、辣椒圈各适量。

做法： ❶ 带鱼处理干净，切成长段，然后用盐拌匀，再拌上淀粉，用平底锅煎至两面呈金黄色时捞出。❷ 另起一锅，加水、牛奶、盐、番茄酱，不断搅拌。❸ 将带鱼段装盘，盘周摆上黄瓜片和辣椒圈装饰，将熬好的汤汁浇在带鱼上即可。

营养不增重： 带鱼中的DHA、EPA含量丰富，对胎宝宝脑部发育有促进作用。体重超重的孕妈妈可选择清蒸食用。

胭脂冬瓜球

原料： 冬瓜300克，紫甘蓝150克，白醋、白糖各适量。

做法： ❶ 紫甘蓝洗净，放入榨汁机中，加适量水榨汁，过滤后，放入锅中煮几分钟，然后放入碗中，倒入白醋。❷ 冬瓜洗净，对半切开，用挖球器挖出冬瓜球，将冬瓜球放入开水中焯3分钟，放入紫甘蓝汁中浸泡。❸ 放冰箱冷藏半小时以上，加白糖即可。食用前要先放至常温。

营养不增重： 这道胭脂冬瓜球不仅能补充维生素，还能有效消除孕妈妈水肿的症状，避免体重飙升。

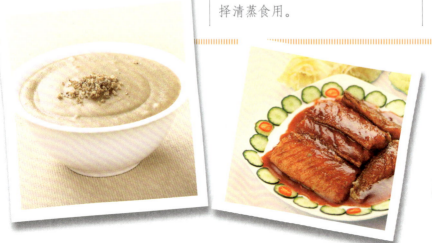
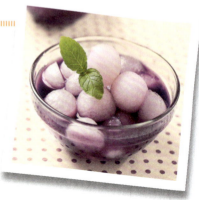

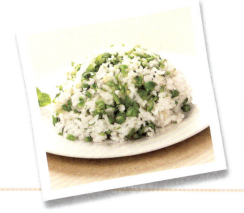
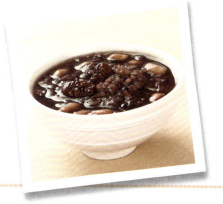

注意膳食多样化

本月胎宝宝生长的依然较快,孕妈妈在保证营养供给的前提下应坚持低盐、低糖、低脂饮食。

豆角焖饭

原料: 大米 200 克,豆角 100 克,盐适量。

做法: ❶豆角、大米洗净。❷豆角切碎,放在油锅里略炒一下。❸将豆角碎、大米放在电饭锅里,再加入比焖米饭时稍多一点的水焖熟,再根据自己的口味适当加盐即可。

营养不增重: 将豆角加入米饭中一同蒸熟,可以减少主食的摄入量,避免体重增长过快。

橙香奶酪盅

原料: 橙子 1 个,奶酪布丁 1 盒。

做法: ❶在橙子的 2/3 处横切一刀,用小勺挖出果肉。❷果肉去筋去膜,撕碎备用。❸在橙子内填入奶酪布丁与撕碎的橙肉,拌匀即可。

营养不增重: 奶酪被称为浓缩的牛奶,蛋白质和钙含量十分丰富,橙子的维生素 C 含量丰富,有益于胎宝宝发育、孕妈妈护肤,而且这道甜品热量较低,适量食用不会长胖。

花生紫米粥

原料: 紫米 150 克,花生仁 50 克,红枣、白糖各适量。

做法: ❶红枣洗净,去核;紫米洗净,放入锅中,加适量清水煮 30 分钟。❷放入花生仁、红枣煮至熟烂,加白糖调味即可。

营养不增重: 紫米、花生仁一同熬粥,能够增加 B 族维生素的摄入量,对胎宝宝和孕妈妈都有益处,偏胖的孕妈妈可以不加白糖,热量更低。

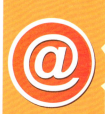

@ 体重增长过快的孕妈妈: 孕中期,孕妈妈的体重增长迅速是正常的,本阶段,孕妈妈的主食最好是米面和杂粮搭配食用,副食仍要全面多样。

@ 妊娠高血压的孕妈妈: 患有妊娠高血压的孕妈妈要保持清淡饮食,少吃盐,多吃水果,控制好血压,迎接即将到来的孕晚期。

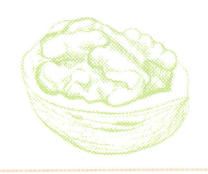
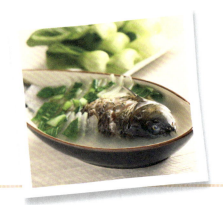

补充健脑食物

胎宝宝进入了又一次脑发育高峰期，孕妈妈可注意多补充一些核桃、鱼类等。

核桃仁枸杞紫米粥

原料：紫米、核桃仁各50克，枸杞子10克。

做法：❶ 紫米洗净；核桃仁拍碎；枸杞子拣去杂质，洗净。❷ 将紫米放入锅中，加适量清水，大火煮沸，转小火继续煮30分钟。❸ 放入核桃仁碎与枸杞子，继续煮至食材熟烂即可。

营养不增重：核桃富含镁、钾、必需脂肪酸等营养，对胎宝宝的大脑发育有益。

宫保素三丁

原料：土豆200克，红椒、黄瓜各100克，花生仁50克，葱末、白糖、盐、香油、水淀粉各适量。

做法：❶ 将红椒、黄瓜、土豆洗净，切丁；将花生仁、土豆丁分别过油炒熟。❷ 锅中倒油烧热，煸香葱末，放入红椒丁、黄瓜丁、土豆丁、花生仁，大火快炒，加白糖、盐调味，用水淀粉勾芡，最后淋香油即可出锅。

营养不增重：此菜适合素食孕妈妈吃，相比传统的宫保鸡丁，热量较低，也适合需要控制体重的孕妈妈食用。

青菜冬瓜鲫鱼汤

原料：鲫鱼1条，青菜50克，冬瓜100克，盐适量。

做法：❶ 鲫鱼处理干净后，放入油锅中煎至微黄，放入冬瓜，加适量清水煮沸。❷ 青菜洗净切段，放入鲫鱼汤中，煮熟后加盐调味即可。

营养不增重：吃些富含卵磷脂的鱼类，对胎宝宝的发育有益处，而且此汤中的冬瓜有利水消肿的作用，可避免水肿型肥胖。

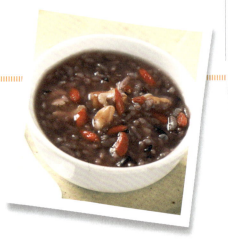
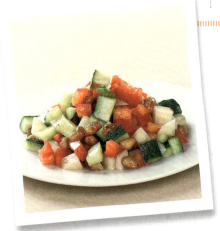
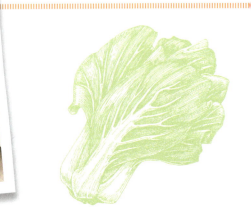

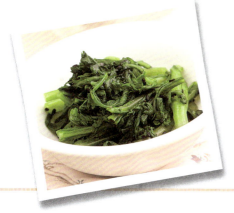
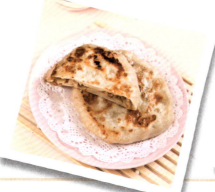
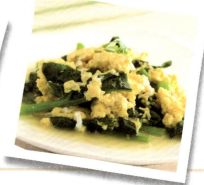

芝麻茼蒿

原料：茼蒿300克，黑芝麻20克，盐、香油各适量。

做法：❶ 茼蒿洗净，切段，用开水略焯。❷ 锅中加油，将黑芝麻在油里过一下，炒熟后立即捞出，放入茼蒿中，加入盐、香油拌匀即可。

营养不增重：黑芝麻可以帮助孕妈妈补血，茼蒿中的膳食纤维含量较高，能够帮助孕妈妈预防便秘、促进脂肪代谢，避免长胖。

豆腐馅饼

原料：豆腐250克，面粉150克，白菜100克，姜末、葱末、盐各适量。

做法：❶ 豆腐抓碎；白菜洗净切碎，挤去水分；豆腐、白菜加入姜末、葱末、盐调成馅。❷ 面粉制成面团，分成10等份，包入馅料，制成馅饼。❸ 油锅烧热，将馅饼煎至两面金黄即可。

营养不增重：豆腐含丰富的植物蛋白和钙，做成主食食用，可以帮助孕妈妈控制体重。

菠菜炒鸡蛋

原料：菠菜300克，鸡蛋2个，葱丝、盐各适量。

做法：❶ 菠菜洗净，切段，用沸水焯烫；鸡蛋打散。❷ 油锅烧至八成热，倒入蛋液炒熟盛盘。❸ 另起油锅，下葱丝炝锅，然后倒入菠菜，加盐翻炒，倒入炒好的鸡蛋，翻炒均匀。

营养不增重：菠菜含膳食纤维和矿物质，有较好的补血作用，而且这道素菜油脂含量较低，不易使孕妈妈长胖。

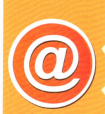

@ 素食的孕妈妈：素食孕妈妈不吃动物肝、动物血，很容易贫血，但可以通过素食补充铁，预防贫血，比如多吃些黑米、黑芝麻、木耳、红枣、菠菜和樱桃等富含铁的食物。

@ 长妊娠纹的孕妈妈：孕妈妈的肚子已经很大了，可能也已经出现了妊娠纹，这时候吃一些富含胶原蛋白的猪蹄，可以增强皮肤弹性和韧性，对淡化妊娠纹有帮助。

孕8月

孕妈妈和胎宝宝终于走到了孕8月,胎宝宝要开始飞速发育了,跟随着胎宝宝的发育,孕妈妈的身体会感觉更加不适,体重也直线上升,但孕妈妈一定要坚持控制体重。

孕8月这样吃,拒绝超重

从现在开始直至分娩,孕妈妈和胎宝宝会做最后的冲刺,虽然孕妈妈的食欲很好,但每周增重应控制在500克以下,否则会使胎宝宝过大,影响顺产。

孕晚期控制体重在于预防营养过剩

在孕晚期,孕妈妈要为胎宝宝的生长发育、生产和哺乳做准备,对营养物质的需求量更大了,食欲剧增。此阶段,孕妈妈一定要注意营养不宜过剩,尤其是热量及脂肪的摄入不可过多,否则会导致胎宝宝巨大和孕妈妈患肥胖症,使孕期患妊娠高血压疾病及难产的概率增加,对孕妈妈及胎宝宝都会产生不利的影响。因此,孕晚期营养要保持合理、平衡的摄入。

摄入有量,孕晚期不长胖

孕晚期,孕妈妈要控制碳水化合物、糖、盐的摄入量,以免引起过度肥胖,引发妊娠糖尿病、妊娠高血压疾病等。如果孕妈妈的体重已经超标了,可以适当减少米、面等主食的摄入量,但不要完全不吃主食,同时注意少吃水果。必要的时候,孕妈妈需要到医院咨询,制订个性化的健康饮食计划。一般孕前体重标准的孕妈妈每天应摄入的食物量如下所列:

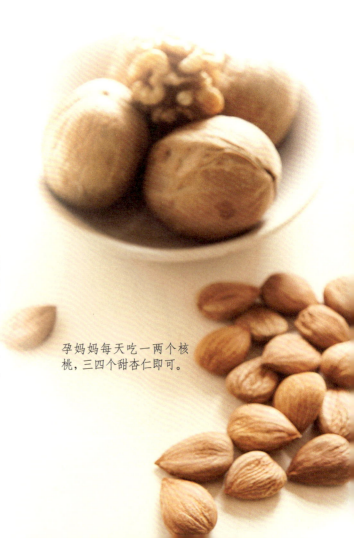

孕妈妈每天吃一两个核桃,三四个甜杏仁即可。

主食（米、面）300~400 克；豆类及豆制品 50~100 克；蛋类 50~100 克；奶类 250 克；新鲜蔬菜 500~700 克；畜、禽、鱼类 150 克；水果 150 克；粗粮 50 克。

少食多餐，避免过量饮食

进入孕晚期后，孕妈妈会比之前更容易感到饥饿，总有吃不饱的感觉，这是因为胎宝宝快速发育及大量摄取营养素造成的。此时，孕妈妈要坚持少食多餐的饮食习惯，这样做可以控制每日热量的总摄入量，也不会因饥饿而出现低血糖等影响健康的情况。孕妈妈还要注意控制脂肪的摄入量，适当增加碳水化合物及蛋白质的摄入量，但也应注意不要摄入过多。

选好糖分摄入时间，控制体重不难

过多摄入糖分会让孕妈妈迅速长胖，然而摄取糖分不足，又容易出现低血糖、头晕、乏力等情况。其实孕妈妈选对摄入糖分的时间很重要。最好在早餐和午餐前摄入一些糖分，既能够缓解饥饿，又能够在一日的活动中消耗掉这些热量，不至于导致过度肥胖。

坚果吃多了容易引起体重飙升

坚果多是种子类食物，富含蛋白质、油脂、矿物质和维生素。多数坚果有益于孕妈妈和胎宝宝的身体健康，但因其油脂含量比较大，一天吃太多坚果会导致热量摄入过多，进而引起脂肪堆积，令孕妈妈的体重直线上升，不利于足月后顺利分娩，也不利于产后体形恢复。孕妈妈每天食用坚果以不超过 30 克为宜。

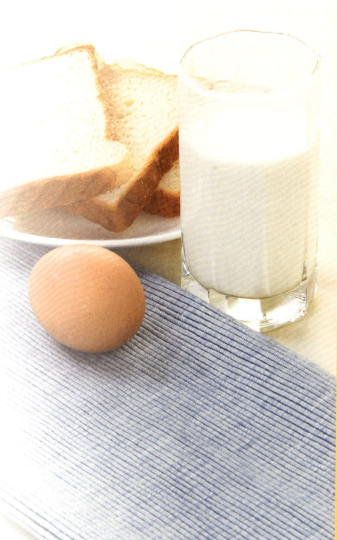

1 个鸡蛋加 1 杯牛奶，可为孕妈妈补充约 15 克的蛋白质。

孕8月不长胖营养餐

本月，胎宝宝的生长发育达到了高峰，孕妈妈和胎宝宝对各种营养素的需求也随之增加，同时，孕妈妈也进入了体重快速增长期。本月的饮食重点是在保证孕妈妈和胎宝宝健康的前提下控制体重，避免体重增长过快。

荞麦凉面

原料： 荞麦面100克，酱油、海带丝、醋、盐、白糖各适量。

做法： ❶荞麦面煮熟，捞出，用凉开水冲凉，沥干，加酱油、醋、盐、白糖搅拌均匀。❷荞麦面上再撒上海带丝即可。

营养不增重： 荞麦的蛋白质含量高于一般粮食类食物，还有助于孕妈妈控制体重。

板栗扒白菜

原料： 白菜300克，板栗100克，葱花、姜末、水淀粉、盐各适量。

做法： ❶板栗洗净，入沸水煮熟，去皮。❷白菜洗净，切片，下油锅煸炒后盛出。❸另起油锅烧热，放入葱花、姜末炒香，放入白菜与板栗翻炒，加适量水，熟后用水淀粉勾芡，加盐调味即可。

营养不增重： 此菜富含碳水化合物和膳食纤维，孕妈妈常吃不仅可以补充营养，还有助于预防和缓解便秘，辅助控制体重。

素火腿

原料： 油豆腐皮100克，虾150克，盐、酱油、白糖、高汤、香油各适量。

做法： ❶油豆腐皮用冷水浸一下，取出；虾用盐、酱油、白糖、高汤、香油抓拌。❷将虾摆在油豆腐皮上，卷成卷儿，在蒸锅中蒸熟，切成段即可。

营养不增重： 油豆腐皮富含钙、钾，可使胎宝宝更强壮。而且，蒸制的素火腿热量更低，不会让孕妈妈增重太多。

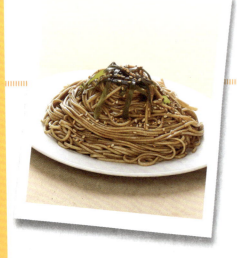
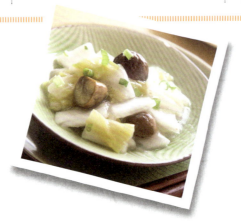
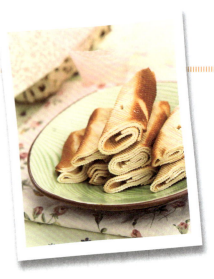

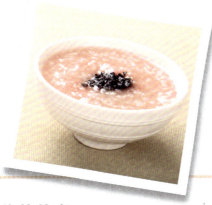

饭后吃水果易胀气

饭后立即吃水果不易消化，易引起腹胀、腹泻或便秘。

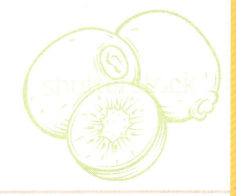

紫苋菜粥

原料： 紫苋菜1棵，大米100克，香油、盐各适量。

做法： ❶紫苋菜洗净后切碎；大米淘洗干净。❷锅内加适量清水，放入大米，煮至粥将成时，加入香油、紫苋菜碎、盐，煮熟即成。

营养不增重： 此粥清淡、易消化、低热量，适合孕晚期需要控制体重的孕妈妈食用。

山药五彩虾仁

原料： 山药200克，虾仁100克，甜椒50克，胡萝卜40克，盐、香油、料酒各适量。

做法： ❶山药、胡萝卜去皮，切成条，放入沸水中焯烫；虾仁洗净，用料酒腌20分钟，捞出；甜椒洗净，切粗丝。❷油锅烧热，放入山药条、胡萝卜条、虾仁、甜椒丝同炒至熟，加盐，淋香油即可。

营养不增重： 山药、虾仁热量较低，是偏重、超重孕妈妈控制体重、补充维生素、蛋白质的好选择。

西米猕猴桃糖水

原料： 西米100克，猕猴桃2个，枸杞子、白糖各适量。

做法： ❶西米洗净，用清水泡2小时。❷猕猴桃去皮切成粒，枸杞子洗净。❸锅里放适量水烧开，放西米煮3分钟，加猕猴桃粒、枸杞子、白糖，用小火煮透即可。

营养不增重： 这款饮品富含维生素C、膳食纤维，可以促进脂肪分解，有助于预防脂肪堆积，是孕妈妈控制体重的好帮手。

Part3 孕期长胎不长肉营养方案

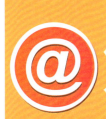

@ 眼疲劳的孕妈妈： 紫色蔬菜中含有花青素，花青素对改善视力、预防眼疲劳有很好的功效，长期对着电脑、屏幕等眼睛容易疲劳的孕妈妈应注意多吃一些。

@ 易过敏的孕妈妈： 易过敏的孕妈妈要时刻注意不吃易致过敏、没吃过的食物，不要因为觉得离分娩越来越近就放松了警惕。

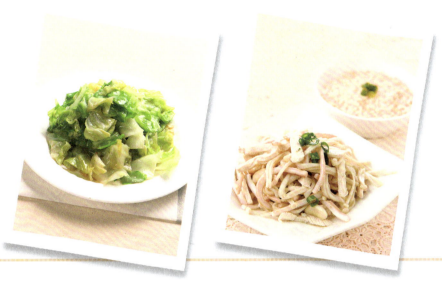

孕期不忌盐

孕晚期少吃盐可减轻水肿症状，但是孕妈妈也不宜完全忌盐，否则易影响胎宝宝的发育。

南瓜蒸肉

原料： 小南瓜1个，猪肉150克，酱油、甜面酱、白糖、葱末各适量。

做法： ❶南瓜洗净，在瓜蒂处开一个小盖子，挖出瓜瓤。❷猪肉洗净切片，加酱油、甜面酱、白糖、葱末拌匀，装入南瓜中，盖上盖子，蒸2小时取出即可。

营养不增重： 此菜可以为孕妈妈和胎宝宝补充蛋白质、维生素和膳食纤维，有助于预防便秘、控制体重增长。

爽口圆白菜

原料： 圆白菜200克，姜末、蒜末、香油、盐各适量。

做法： ❶圆白菜洗净去老茎，切菱形片。❷锅中放油烧至八成热，入姜末、蒜末爆香。❸放入圆白菜大火快炒至断生，出锅前放盐。❹盛入盘中，淋入香油即可。

营养不增重： 圆白菜中钾含量较高，对防治高血压有一定帮助，而且其脂肪含量低，是偏胖、超重孕妈妈的理想食物。

双鲜拌金针菇

原料： 金针菇200克，鱿鱼1条，熟鸡肉丝100克，姜片、盐、香油各适量。

做法： ❶金针菇洗净，焯烫，沥水，盛入碗内。❷鱿鱼去净外膜，切成细丝，与姜片一起焯熟。❸将上述食材与熟鸡肉丝装盘，加盐、香油拌匀即可。

营养不增重： 金针菇可降低人体胆固醇含量，与煮制的鸡肉、鱿鱼同食，使摄入的总热量得到了很好的控制，孕妈妈不用担心会长胖。

@便秘的孕妈妈： 便秘的孕妈妈可以吃些熟透的香蕉，因为熟透的香蕉可以润肠通便，能够促进肠道蠕动，对防治便秘有一定效果。

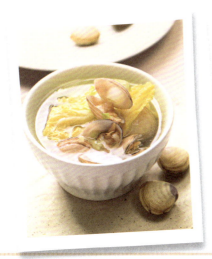
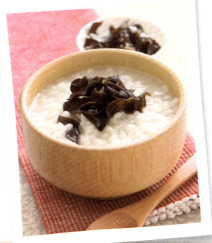
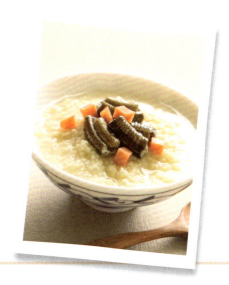

蛤蜊白菜汤

原料：蛤蜊250克，白菜100克，姜片、盐、香油各适量。

做法：❶在清水中滴入少许香油，将蛤蜊放入，让蛤蜊彻底吐净泥沙，冲洗干净，备用；白菜切块。❷锅中放水、盐和姜片煮沸，把蛤蜊和白菜一同放入。❸转中火继续煮，蛤蜊张开壳，白菜熟透后即可关火。

营养不增重：蛤蜊、白菜均为低热量食物，孕妈妈食用后不用担心会长胖，而且此汤中富含钾、锌等营养成分，有助于胎宝宝的发育。

木耳粥

原料：木耳15克，大米150克。

做法：❶将木耳用温水发透，撕成片；大米洗净。❷将大米、木耳放入锅内，加水，用大火烧沸，再用小火煮至米烂即可。

营养不增重：木耳富含的胶质可以促使人体消化系统中的废物排出，有效减缓脂肪在身体内的堆积，预防体重增长过快。

小米鳝鱼粥

原料：小米150克，鳝鱼肉50克，胡萝卜、姜末、盐、白糖各适量。

做法：❶小米洗净；鳝鱼肉切成段；胡萝卜切成粒。❷锅中加适量清水，放入小米，大火烧开，再转小火煲20分钟。❸放入姜末、鳝鱼肉段、胡萝卜粒煮透后，放入盐、白糖调味即可。

营养不增重：此粥含有丰富的蛋白质、维生素和矿物质，能满足孕妈妈和胎宝宝本月发育的需求。鳝鱼的肉质细腻、脂肪含量较低，孕妈妈适当吃不容易发胖。

@失眠的孕妈妈：失眠的孕妈妈在睡前应避免吃易产气的食物，以免发生腹胀，影响睡眠，加重失眠。

孕9月

孕9月，胎宝宝即将成熟，孕妈妈要开始为分娩做准备了。孕妈妈这个月不仅要为顺产储备能量，还要满足胎宝宝的营养需求。

孕9月这样吃，拒绝超重

到本月末，孕妈妈的体重增长速度会达到最高峰，但孕妈妈仍应控制体重增长，每周增重应保持在400克以下，以免增加顺产的难度，而此时控制体重的主要途径就是控制饮食。

食不过量对控制体重很有帮助

在随时准备生产的孕9月，孕妈妈的饮食更要做到营养均衡，摄入热量不超标，并且坚持每天按标准进食，配合适当的运动，这样才能够保证胎宝的正常发育、孕妈妈的健康和分娩的顺利完成。

控制体重不要吃夜宵

有些孕妈妈为了补充营养，或者经常觉得饥饿、嘴馋，会喜欢吃夜宵。吃夜宵不但会导致肥胖，还会影响孕妈妈的睡眠质量，导致产后恢复能力差。因为吃夜宵之后，会增加胃肠道的负担，让胃肠道在夜间无法得到充分的休息，甚至造成肠胃不适，进而影响睡眠。因此孕妈妈要尽量不吃夜宵。

大量喝水，体重也会跟着飙升

孕晚期，孕妈妈会觉得特别口渴，这种现象很正常，可以适度饮水，最好小口多次喝水，这样做既不会影响正常进食，也不会增加肾脏负担，避免引发水肿。水肿使孕妈妈的体重飙升，但是这种增重对孕妈妈的健康、胎宝宝的发育没有好处，因此，孕妈妈一定要避免水肿，除了饮食中减少对盐的摄入外，还要适量喝水。

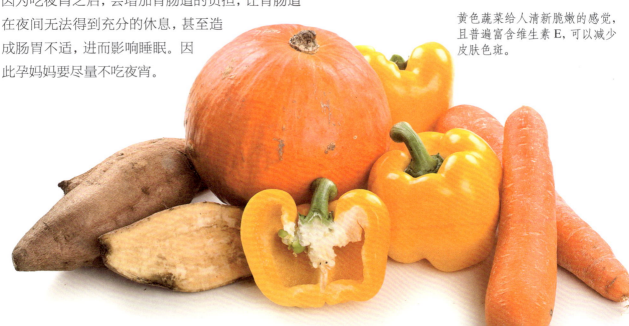

黄色蔬菜给人清新脆嫩的感觉，且普遍富含维生素E，可以减少皮肤色斑。

隔天节食不可取

这个月是孕妈妈体重飞速增长的一个月,有些孕妈妈在孕前会采用隔天节食的方法让自己瘦下来,这个方法在孕晚期可不适用。因为在孕9月,胎宝宝也在快速地发育,每天都需要摄入充足的营养,如果孕妈妈吃多了,大部分过剩的营养要么堆积成脂肪,要么被排出体外,就算隔天孕妈妈减少食量,堆积的脂肪也不能够马上变成能量提供给孕妈妈。而且,减少食量也容易导致供给胎宝宝的营养素减少,从而影响到胎宝宝的正常发育。

不想长胖,但也不能不摄入脂肪

孕妈妈摄入适量脂肪,是胎宝宝正常发育的重要保证,孕妈妈可千万不能因为看到本月体重大增就不摄入脂肪了。缺乏脂肪会影响到胎宝宝的大脑发育,甚至会造成无法弥补的脑损伤,因此孕妈妈在控制体重时,可以多吃鱼类等富含不饱和脂肪酸的食物。

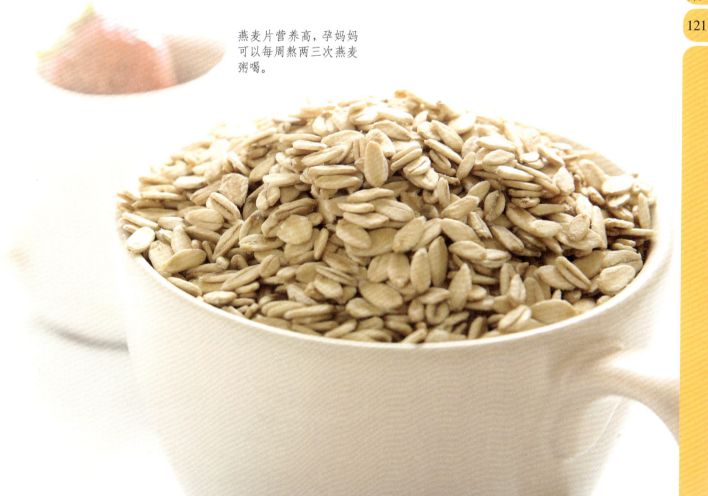

燕麦片营养高,孕妈妈可以每周熬两三次燕麦粥喝。

孕9月不长胖营养餐

孕9月胎宝宝迅速增长，大脑发育加速，孕妈妈的新陈代谢也达到了高峰，因此，本月食材选择的重点应是高营养、有助控制体重。

花生红薯汤

原料： 红薯100克，花生仁50克，鲜牛奶200毫升，红枣适量。

做法： ❶花生仁洗净浸泡；红薯洗净，切块；红枣洗净，去核。❷锅中放入花生仁、红薯块、红枣，加适量水，烧开后改小火，煮至变软。❸将此汤盛入碗中，浇入牛奶。

营养不增重： 红薯与牛奶搭配食用，可起到良好的补钙功效，同时，此汤清淡，易于消化，其中红薯中的膳食纤维也有助于孕妈妈控制体重。

牛蒡炒肉丝

原料： 牛蒡200克，猪瘦肉100克，鸡蛋1个，葱末、盐、醋、淀粉、水淀粉各适量。

做法： ❶猪瘦肉洗净切丝，加盐、蛋液、淀粉拌匀；牛蒡洗净切丝。❷锅中放葱末炒香，倒入牛蒡丝翻炒，再加猪瘦肉丝炒匀，加醋、盐调味，用水淀粉勾芡即可。

营养不增重： 牛蒡中的膳食纤维可以促进大肠蠕动，减少代谢废物在体内的积存，避免脂肪堆积，更好地帮助孕妈妈控制体重。

菠菜鸡煲

原料： 鸡肉200克，菠菜100克，香菇3朵，冬笋、料酒、酱油、盐各适量。

做法： ❶鸡肉剁成小块；菠菜焯烫熟；香菇洗净，切块；冬笋切片。❷将鸡块、香菇块翻炒，加入料酒、盐、酱油、冬笋，炒至鸡肉熟烂。❸菠菜放在砂锅中铺底，将炒熟的笋菇鸡块倒入即可。

营养不增重： 此菜富含蛋白质、膳食纤维，菠菜能够为孕妈妈补血，且鸡肉的脂肪量较低，适合需要控制体重的孕妈妈在孕晚期食用。

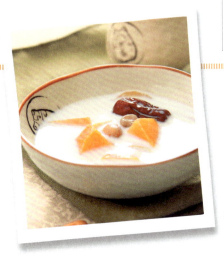
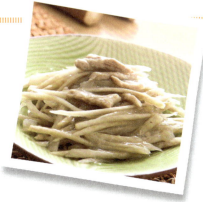
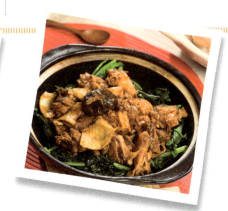

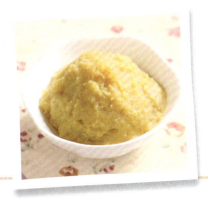
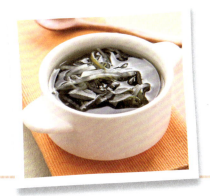

补钙应适量

胎宝宝此时仍需要钙，但孕妈妈不宜过量补钙，以免胎宝宝骨骼硬化，增加分娩难度。

炒红薯泥

原料：红薯200克，白糖、植物油各适量。

做法：❶ 红薯蒸熟后，去皮，捣成薯泥，加白糖拌匀。❷ 锅中放植物油烧热，倒入红薯泥，快速翻炒，待红薯泥炒至变色即可。

营养不增重：红薯的多种营养有助于孕妈妈均衡营养，还有预防便秘、增强代谢的功效，对控制体重有辅助作用。

白菜豆腐粥

原料：大米100克，白菜叶50克，豆腐60克，葱丝、盐各适量。

做法：❶ 大米淘洗干净，倒入盛有适量水的锅中熬煮。❷ 白菜叶洗净，切丝；豆腐洗净，切块。❸ 油锅烧热，炒香葱丝，放入白菜丝、豆腐块同炒片刻。❹ 将白菜丝、豆腐块倒入粥锅中，加适量盐，继续熬煮至粥熟。

营养不增重：此粥能够提供大量碳水化合物、钙、维生素等营养素，同时清淡不油腻，作为晚餐食用也不会导致孕妈妈体重飙升。

萝卜海带汤

原料：海带50克，白萝卜100克，盐适量。

做法：❶ 海带洗净切丝；白萝卜洗净切丝。❷ 将海带丝、白萝卜丝放入锅中，加适量清水，煮至海带熟透。❸ 出锅时加入盐调味即可。

营养不增重：海带是一种碱性食品，孕妈妈经常食用会增加对钙的吸收，并且减少脂肪在体内的积存。

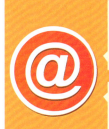

@ 增重过快的孕妈妈：增重过快的孕妈妈要少吃酱料，因为酱料中往往调入大量盐、糖来提味，容易引起糖分摄入过多，造成脂肪堆积，也容易因为摄入过多盐而导致水肿。

@ 胃难受的孕妈妈：到了孕晚期，孕妈妈受内分泌影响，容易因胃酸反流导致出现胃灼痛情况，这时候孕妈妈不要吃油腻、口味重的食物，以免增加胃部负担。

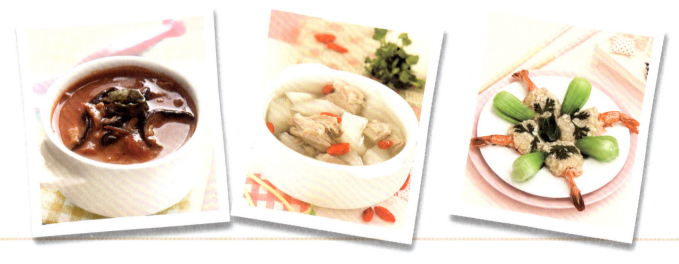

西红柿培根香菇汤

原料： 西红柿1个，培根50克，香菇、面粉、牛奶、紫菜、盐各适量。

做法： ❶ 培根切碎；西红柿去皮后搅打成泥，与培根碎拌成西红柿培根酱；香菇洗净切片；紫菜切成细丝。❷ 锅中加面粉煸炒，放入香菇片、牛奶和西红柿培根酱，加水调成适当的稀稠度，加盐调味，撒上紫菜丝即可。

营养不增重： 此汤虽然是浓汤，但脂肪含量较低，而且含有丰富的蛋白质、锌、钙等营养，帮助孕妈妈补充体力的同时又不会让孕妈妈长胖太多。

清汤羊肉

原料： 羊肉200克，白萝卜150克，山药、枸杞子、盐各适量。

做法： ❶ 把羊肉洗净，切块，焯烫后用清水洗净；白萝卜、山药洗净，切块。❷ 锅中加水，放入羊肉块，煮沸后加入白萝卜块、山药块、枸杞子，小火煮至酥烂，加盐调味即可。

营养不增重： 羊肉中铁、锌、硒含量颇为丰富，具有滋补强身的作用，而且有助于偏瘦的孕妈妈增重，为顺产储备能量。

琵琶豆腐

原料： 豆腐2块，虾4只，油菜4棵，鸡蛋1个，香油、酱油、蚝油、淀粉、白糖、盐、姜片、香菜叶各适量。

做法： ❶ 虾取肉，加盐略腌，拍烂，加入豆腐拌匀做成琵琶豆腐；油菜洗净，焯烫熟。❷ 琵琶豆腐上锅蒸5分钟后取出，撒适量淀粉，蘸上蛋清，炸至微黄色盛起。❸ 另起油锅，爆香姜片，加淀粉、酱油、香油、蚝油、白糖、盐勾芡，煮沸后淋在琵琶豆腐上，加香菜叶、小油菜摆盘点缀即可。

营养不增重： 豆腐和虾都是热量较低的食物，孕妈妈常吃也不会增重太多。

@ 精神紧张的孕妈妈： 有些害怕分娩的孕妈妈此时出现了紧张的情绪，容易导致心理性难产，这时候可以吃一些调节情绪的食物，如香蕉、西红柿、葡萄柚、瘦肉等。

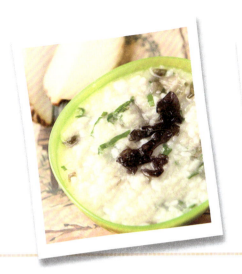
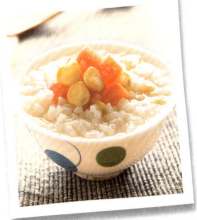
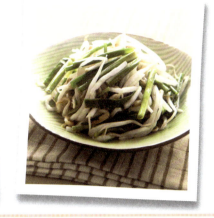

紫菜芋头粥

原料：紫菜、芋头各50克，银鱼、绿叶菜各20克，大米150克。

做法：❶ 紫菜撕成丝；银鱼洗净，切碎，烫熟；芋头煮熟去皮，压成芋泥；绿叶菜、大米洗净。❷ 大米放入锅中加水，煮成稠粥，出锅前加入紫菜丝、银鱼碎、芋头泥、绿叶菜略煮即可。

营养不增重：此粥含维生素、钙等营养，有利于胎宝宝各器官的发育，而且芋头热量比红薯还低，与大米一同煮粥，能减少孕妈妈摄入的热量，从而预防肥胖。

玉米胡萝卜粥

原料：鲜玉米粒、胡萝卜各50克，大米150克。

做法：❶ 胡萝卜洗净，切丁；大米洗净，用清水浸泡。❷ 将大米、胡萝卜丁、鲜玉米粒一同放入锅内，加清水煮至大米熟透即可。

营养不增重：此粥含有丰富的胡萝卜素，具有明目、调节新陈代谢的作用，能有效帮助孕妈妈减少脂肪堆积，保证胎宝宝的视力发育。

韭菜炒豆芽

原料：韭菜50克，绿豆芽30克，葱花、姜末、盐各适量。

做法：❶ 绿豆芽洗净，沥水；韭菜择洗干净，切段。❷ 油锅烧热，放入葱花、姜末爆香，再放入绿豆芽煸炒，下入韭菜段，翻炒均匀，加盐调味即成。

营养不增重：韭菜含有大量维生素、膳食纤维，有助于预防便秘。而绿豆芽热量低，孕妈妈食用，不会因热量超标而长胖。

Part3 孕期长胎不长肉营养方案

@ 血糖偏高的孕妈妈：虽然需要为分娩储存产力，但是也别放开了吃，尤其是血糖偏高的孕妈妈，一定不要吃蛋糕、奶油等高糖食物。

孕10月

孕10月,终于要和胎宝宝见面了。此阶段,孕妈妈要站好最后"一班岗",坚持均衡饮食、控制体重增长,以最适宜的体重迎接最自然的分娩。

孕10月这样吃,拒绝超重

最后1个月,胎宝宝生长较快,需要贮存的营养素也会增多,孕妈妈需要的营养也达到最高峰。此时,孕妈妈的膳食应多样化,尽力扩大营养素的来源,保证营养素和热量的供给。

为分娩储备能量不等于暴饮暴食

分娩时需要消耗很多能量,有些孕妈妈想要为分娩做体能准备就暴饮暴食,过量补充营养。其实不加节制地摄取高营养、高热量的食物,会加重肠胃的负担,造成腹胀,还会使胎宝宝过大,结果在生产时往往造成难产、产伤。孕妈妈产前可以吃一些少而精的食物,诸如鸡蛋、牛奶、瘦肉、鱼虾和豆制品等,防止胃肠道充盈过度或胀气,以便顺利分娩。

要继续坚持少食多餐

进入怀孕的最后1个月了,孕妈妈要坚持少食多餐的饮食原则。因为此时肠道很容易受到压迫,从而引起便秘或腹泻,导致营养吸收不良或者营养流失,所以,一定要增加进餐的次数,每次少吃一些,而且应吃一些口味清淡、容易消化的食物。同时,少食多餐能够更好地帮助孕妈妈管理每天的热量摄入总量,避免摄入过多的热量导致脂肪堆积,让本来就容易增重的孕10月变得更不好控制体重。

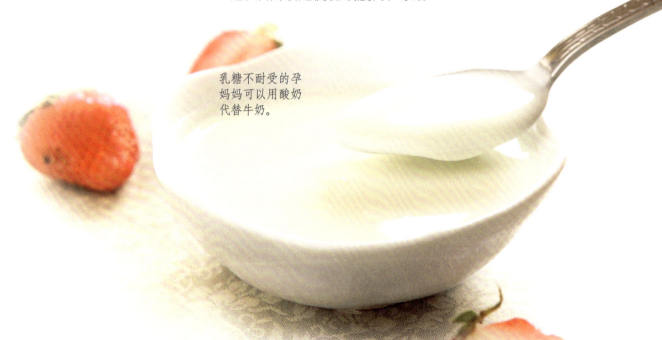

乳糖不耐受的孕妈妈可以用酸奶代替牛奶。

另外，孕妈妈越是接近分娩，就越要注意多吃些富含铁质的蔬菜，如菠菜、紫菜、芹菜、海带、木耳等。要特别注意增加有补益作用的菜肴，这能为分娩积聚能量。

低脂肪、高蛋白食物补体力又不长胖

这是孕期的最后一个月，孕妈妈的体重会达到最高点，这个月初期孕妈妈还是需要控制体重的。在逐渐临近预产期时，孕妈妈可以适当放松对体重的控制，但是不能暴饮暴食，应当以增加体力为重，可以吃低脂肪、高蛋白质的食物，如鸡肉、鸭肉、鱼等。

分娩当天再选择高热量食物

分娩当天吃的食物应以能快速补充体力的食物为优，可以选择能够快速吸收、消化的高糖或淀粉类食物，如巧克力、木瓜等食物都是产前补充体力的优选食材。这一天孕妈妈不用担心摄入过多，因为分娩将会消耗大量的能量，孕妈妈摄入的热量基本都会被消耗掉。

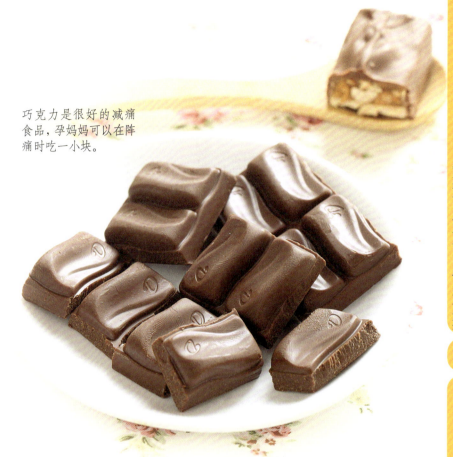

巧克力是很好的减痛食品，孕妈妈可以在阵痛时吃一小块。

产前不要多吃富含膳食纤维的食物

富含膳食纤维的食物往往是孕妈妈非常喜欢的有助于控制体重的食物，因为膳食纤维能够促进肠道蠕动，清除体内废物，防止脂肪堆积。可是到了即将分娩的孕10月，孕妈妈最好少吃富含膳食纤维的食物，因为这一时期胎宝宝已经长得很大了，肠胃因被子宫挤压已经感觉不适，如果孕妈妈再大量食用富含膳食纤维的食物，强迫肠道蠕动，很容易加重肠胃不适的症状。

孕10月不长胖营养餐

这个月孕妈妈要坚持清淡饮食，多吃易于消化的食物，保持好心情，合理饮食，静心期待宝宝的降临吧！

菠菜鸡蛋饼

原料： 面粉100克，鸡蛋2个，菠菜3棵，盐、香油各适量。

做法： ❶面粉倒入大碗中，加适量温水，再打入2个鸡蛋，搅拌成面糊。❷菠菜焯水，切小段，倒入面糊里。❸面糊中加入适量盐、香油，混合均匀。❹平底锅加少量油，倒入面糊煎到两面金黄即可。

营养不增重： 鸡蛋饼能够为孕妈妈和胎宝宝提供碳水化合物，加入的菠菜能够帮助孕妈妈补充维生素及膳食纤维，降低热量摄入，不易发胖。

鲜虾粥

原料： 虾仁50克，大米150克，芹菜、盐各适量。

做法： ❶大米洗净，煮成粥；虾仁入沸水中煮熟；芹菜洗净，入沸水中焯烫，晾凉切碎。❷将芹菜碎、虾仁放入粥锅中，用盐调味即可。

营养不增重： 虾仁富含蛋白质，且脂肪含量低，煮成粥后更富含碳水化合物，可为顺产增添动力，适合孕晚期食用。

鲷鱼豆腐羹

原料： 鲷鱼1条，豆腐1块，胡萝卜1/2根，葱末、盐、水淀粉各适量。

做法： ❶鲷鱼切块，汆烫，再用清水洗净；豆腐、胡萝卜洗净，切丁。❷锅内加水，烧开，放入鲷鱼块、豆腐丁、胡萝卜丁，小火煮10分钟，放入盐，以水淀粉勾芡后盛入碗中，撒上葱末即可。

营养不增重： 鲷鱼富含蛋白质、钙等，豆腐可补充钙和植物蛋白，满足了胎宝宝最后一个月继续发育的需要，而且鲷鱼肉脂肪量较少，不易使孕妈妈长胖。

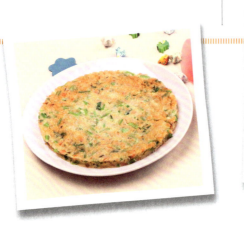
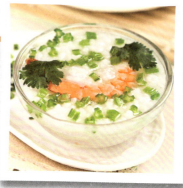
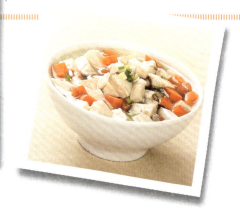

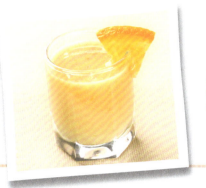

为分娩储能

本月要为分娩储备能量，所以宜适当多吃蛋白质、碳水化合物含量丰富的食物。

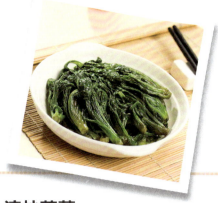

木瓜牛奶果汁

原料：木瓜1/2个，橙子1/2个，香蕉1根，鲜牛奶适量。

做法：❶木瓜去子挖出果肉；香蕉剥皮；橙子削去外皮，剔除子备用。❷准备好的水果放进榨汁机内，加入鲜牛奶、凉白开水，搅拌打匀即可。

营养不增重：此果汁中钙、维生素含量丰富，可提高孕妈妈的免疫力，超重的孕妈妈一定不要加糖，避免摄入热量超标。

鸡丝粥

原料：鸡肉80克，大米150克，新鲜玉米粒50克，盐适量。

做法：❶大米、玉米粒洗净；鸡肉煮熟后，捞出，撕成丝。❷大米、玉米粒放入锅中，加适量清水，煮至快熟时加入鸡丝，煮熟后加盐调味即可。

营养不增重：此粥中富含蛋白质、碳水化合物，为孕妈妈补充体力，其中的玉米又能为孕妈妈补充膳食纤维，促进脂肪代谢，控制体重增长。

清炒茼蒿

原料：茼蒿200克，蒜末、盐、白糖各适量。

做法：❶将茼蒿择洗干净，沥水切段。❷油锅烧热，将茼蒿放入快速翻炒，炒至茼蒿变软、颜色变深绿时加入白糖、盐炒匀，出锅时放入蒜末。

营养不增重：茼蒿有安神、促进食欲、预防便秘等功效，适合孕期最后一个月感觉胸闷、失眠、食欲不振的孕妈妈，当然茼蒿的热量低，清炒食用，孕妈妈不用怕长胖。

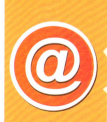

@ 超重的孕妈妈：很多孕妈妈在这时都会发现自己的体重超标，此时不宜盲目采用节食的方式控制体重，而是应咨询医生或营养师，根据自身情况制订营养的待产食谱。

@ 失眠的孕妈妈：此时胎宝宝基本已经入盆，孕妈妈可能因为紧张而加重失眠情况。可以在睡前喝些热牛奶，这样更好入眠。

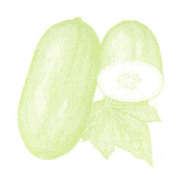

清淡、高热量饮食

孕期就要结束了,孕妈妈的饮食要做到清淡、高热量,为分娩做好准备。

冬瓜山药腰片汤

原料: 冬瓜200克,猪腰100克,黄芪、淮山药各15克,干香菇2朵,鸡汤、盐各适量。

做法: ❶冬瓜、黄芪、淮山药洗净;冬瓜、淮山药切块;干香菇泡发;猪腰处理干净后切片,用热水焯烫。❷鸡汤倒入锅中,放黄芪和冬瓜块,用中火煮40分钟,放猪腰片、香菇、淮山药块煮熟,最后加盐调味。

营养不增重: 此汤清淡,腰片嫩滑,冬瓜、淮山药都是热量较低的食物,能在孕10月帮助孕妈妈继续稳定增重。

腰果彩椒三文鱼粒

原料: 三文鱼1块,洋葱1头,红椒、黄椒、青椒各1/2个,腰果6颗,酱油、料酒、盐、香油各适量。

做法: ❶三文鱼洗净,切成丁,用酱油、料酒腌制10分钟;洋葱、红椒、黄椒和青椒都洗净,切丁。❷油锅烧热,放入腌制好的三文鱼丁煸炒,然后加入洋葱丁、红椒丁、黄椒丁、青椒丁、腰果和盐、香油炒匀即可。

营养不增重: 三文鱼中含有丰富的不饱和脂肪酸,对人体有益,能进一步增强即将出生的胎宝宝的智力和视力水平,适量食用也不会让孕妈妈增重太多。

三鲜汤面

原料: 面条100克,海参、鸡肉各10克,虾肉20克,香菇2朵,盐、料酒各适量。

做法: ❶虾肉、鸡肉、海参洗净,切薄片;香菇洗净切丝。❷面条煮熟,盛入碗中。❸锅中放虾肉片、鸡肉片、海参片、香菇丝翻炒,变色后放入料酒和适量水,烧开后加盐调味,浇在面条上即可。

营养不增重: 此面含有丰富的蛋白质、碳水化合物、脂肪,可以为孕妈妈补充体力,适合分娩前食用。

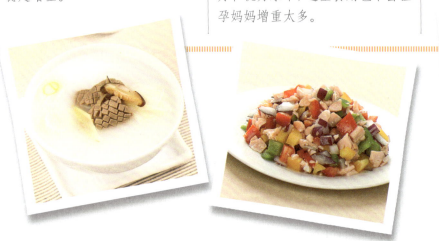

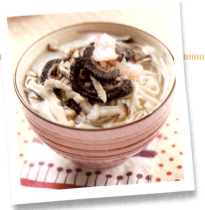

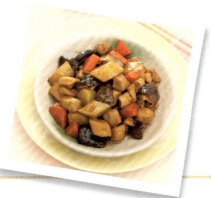
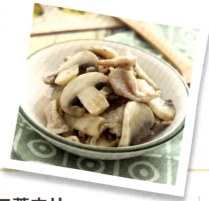
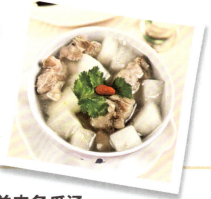

爆炒鸡肉

原料：鸡肉200克，胡萝卜、土豆、香菇各30克，盐、酱油、淀粉各适量。

做法：❶ 胡萝卜、土豆洗净，切丁；香菇切片；鸡肉切丁，用酱油、淀粉腌10分钟。❷ 锅中放入鸡丁翻炒，再放入胡萝卜丁、土豆丁、香菇片，加适量水，煮至土豆绵软，加盐调味即可。

营养不增重：热量较低的鸡肉具有温补的作用，可为孕妈妈和胎宝宝补充蛋白质，为分娩做好准备。

口蘑肉片

原料：猪肉100克，口蘑50克，葱末、盐、香油各适量。

做法：❶ 猪肉洗净后切片；口蘑洗净，切片。❷ 爆香葱末，放入猪肉片翻炒，再放入口蘑片炒匀，加盐调味，最后滴几滴香油即可。

营养不增重：此菜口感鲜美，富含蛋白质、维生素、膳食纤维，具有补充产力、预防便秘、预防糖尿病等作用，且口蘑是低热量食物，可以预防孕妈妈发胖。

羊肉冬瓜汤

原料：羊肉50克，冬瓜1/2个，香油、葱末、姜末、香菜叶、盐、料酒各适量。

做法：❶ 冬瓜去皮、瓤，切块；羊肉切块，用料酒、葱末、姜末拌匀，腌制片刻。❷ 油锅烧热，放冬瓜块略炒，加适量清水，烧开。❸ 烧开的锅中加入羊肉块，煮熟后加盐、香菜叶，淋上香油即可。

营养不增重：羊肉有较强的温补作用。此汤中冬瓜的热量、脂肪含量很低，不想长胖的孕妈妈可以选择较瘦的羊肉，能有效控制脂肪摄入，预防肥胖。

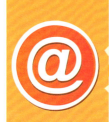

@血糖偏高的孕妈妈：血糖偏高的孕妈妈在待产时，注意每餐热量不要超标，不应摄入太多碳水化合物和脂肪。此时可摄入适量蛋白质为顺产储存产力。

@准备剖宫产的孕妈妈：准备剖宫产的孕妈妈也应注意饮食，为手术做准备，此时可以补充一些增强体质、补元气的食物，如鸡肉、羊肉、红枣等。

Part3 孕期长胎不长肉营养方案

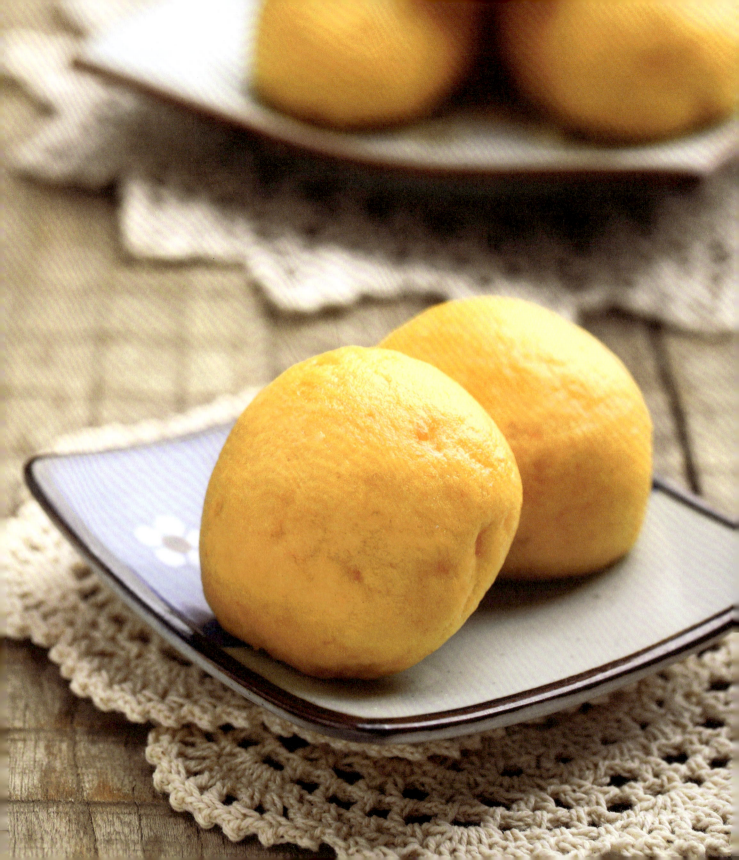

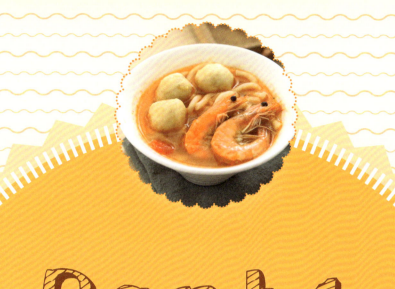

Part 4
产后饮食与体重管理

经历了漫长的 10 个月的等待,新妈妈终于与宝宝相见了。新妈妈的生活发生了翻天覆地的变化,饮食也要根据自己和宝宝的情况进行调整。当然,很多新妈妈都关心的产后瘦身问题也应提上日程了。如何做一位健康美丽的新妈妈呢?让我们一起来看看吧。

产后 1~4 周

刚刚经历了分娩的新妈妈,身体还很虚弱,此时应当以恢复身体为主,减体重的事情应在身体恢复好了之后再进行。

产后 1~4 周饮食方案:控体重不减营养

产后 1~4 周,新妈妈的主要任务就是恢复好自己的身体,此时要做的就是多摄入营养,减体重的事并不用急,只要控制住,避免体重增长过快即可。

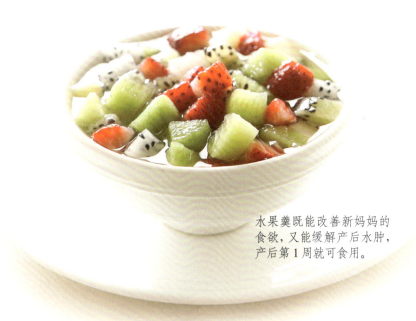

水果羹既能改善新妈妈的食欲,又能缓解产后水肿,产后第 1 周就可食用。

产后前 4 周,不要急于减重

新妈妈要认识到,产后瘦身不同于一般减肥,因为一般减肥往往要通过减少饮食、增强运动的方式达到减轻体重的目的,但是产后的新妈妈要保证摄入充足的营养,尤其是产后 1 个月的新妈妈,更要补充充足的营养,以满足身体恢复的需要,如果是哺乳妈妈,更不能轻易减少饮食,避免因此造成新生儿和新妈妈营养不良。所以产后 1~4 周,新妈妈千万别急于减重,而是应该重点恢复身体,同时,控制体重,保证体重不再攀升。

掌握瘦身的黄金期

很多新妈妈在分娩前就开始考虑产后身材恢复问题,分娩后恨不得立即采取措施,让身材恢复到怀孕前。但产后新妈妈身体虚弱,需要调养,不宜立即进行减肥计划,以免给身体造成伤害。产后节食易造成胃下垂,而产后长时间运动可能会造成分娩时伤口再次开裂,延缓子宫和松弛肌肉的恢复。其实,新妈妈最佳减肥时间是产后 4~6 个月。在这段时间内,新妈妈体内的激素水平会渐渐恢复到孕前状态,新陈代谢速率也会恢复正常,因分娩而受损的器官已恢复,身体渐渐进入最佳状态。此时实施减肥计划更容易成功,也更加健康。

产后不宜多吃少动

老人常说月子要静养,尽量不要下床走动,还要大量进补,殊不知这样坐月子并不健康。多吃少动不仅容易造成脂肪堆积,还不利于新妈妈产后恢复。新妈妈的饮食应当营养丰富且均衡,不可大吃猛补,同时加以适当的产后锻炼,这样可以加速身体的恢复,更健康地达到瘦身效果。

少吃多餐不长胖

有研究显示,一天吃4餐以上的人的肥胖概率比一天3餐或少于3餐的人的肥胖概率相对更低,所以新妈妈可以尝试着把一天3餐分配一下,多吃几次。

新妈妈可这样做:一天3餐照样和家人一起吃,除了早餐外,午餐和晚餐的食物量最好比以往减掉一半。这样做并不是让新妈妈节食,而是将午餐和晚餐的量分开吃,一天中任何时候饿了都可以再吃一点,吃的东西也不必局限于米饭或者点心,像苹果、香蕉等水果,或者红薯、牛肉、三明治、南瓜米糊都可以。

但需要注意的是,每次吃八分饱即可。这样一天都不会有很饥饿的感觉,也就不会在一顿饭中因填不满的饥饿感而大吃特吃。这样时不时吃点东西,有助于加大热量的消耗。这种饮食习惯可减少脂肪的囤积,身体很难胖起来,而且慢慢就会变成了不易变胖的体质了。

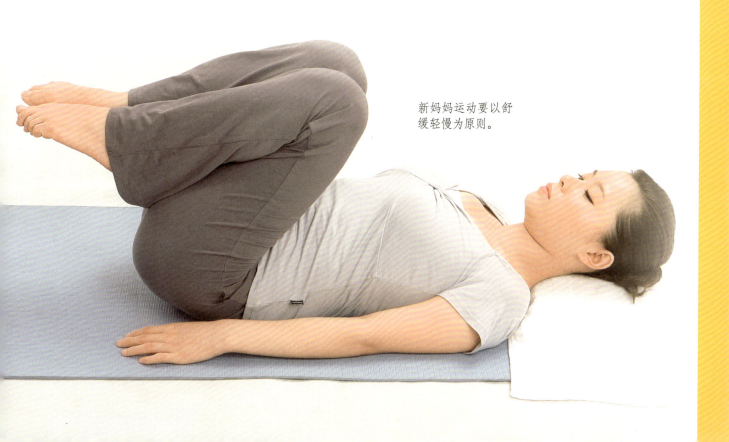

新妈妈运动要以舒缓轻慢为原则。

产后1~4周瘦身食谱

产后初期还是应以恢复身体为主,新妈妈可以选择一些低热量、高营养又具有补益功效的食物,如红豆、鱼、虾、鸡蛋、乌鸡等。

红豆饭

原料: 红豆30克,大米40克。

做法: ❶ 红豆洗净,浸泡一夜,再将浸泡的水去掉,用清水冲几遍;大米淘洗干净。❷ 锅中放入适量水,再放入红豆,煮至八成熟。❸ 把煮好的红豆和汤一起倒入大米中,蒸熟即可。

营养不增重: 红豆含有丰富的膳食纤维,具有很好的润肠通便、降压降脂、补血消肿的作用,是产后新妈妈滋补身体、预防体重飙升的不错选择,此外,红豆还具有催乳的功效。

炒豆皮

原料: 豆皮1张,香菇、胡萝卜各20克,香油、姜片、盐各适量。

做法: ❶ 豆皮和香菇洗净,切片;胡萝卜洗净,切丝。❷ 将香油烧热,爆香姜片,再放入豆皮、胡萝卜丝、香菇片,炒熟加盐调味即可。

营养不增重: 豆皮是高蛋白、低脂肪、不含胆固醇的营养食品,与香菇、胡萝卜同食,能够帮助新妈妈恢复身体、控制体重增长。

牛奶红枣粥

原料: 大米50克,牛奶250毫升,红枣2颗。

做法: ❶ 红枣洗净,取出枣核;大米洗净。❷ 锅内加入清水,放入淘洗好的大米,大火煮沸后,转小火煮30分钟,至大米绵软。❸ 加入牛奶和红枣,小火慢煮至牛奶烧开、粥浓稠即可。

营养不增重: 牛奶营养丰富,富含蛋白质、维生素和矿物质,特别是含有较多的钙,红枣可补血补虚,这是一道既营养又美味的滋补佳品,让新妈妈恢复好身体,为以后的瘦身打好基础。

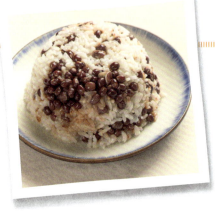
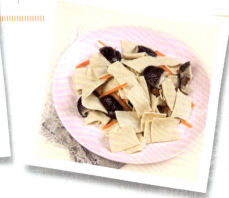
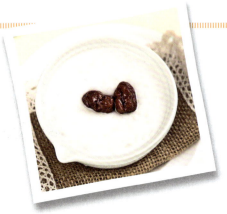

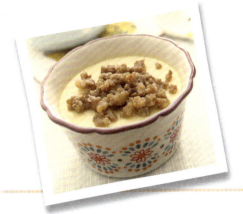

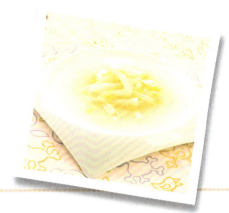

不宜过量食用调料

产后新妈妈的口味要淡一些，如葱、姜、盐等不能过量食用。

肉末蒸蛋羹

原料：鸡蛋 2 个，猪肉 50 克，水淀粉、酱油、盐、葱末各适量。

做法：❶ 将鸡蛋打入碗内搅散，放入盐和适量清水搅匀，上笼蒸熟。❷ 选用三成肥、七成瘦的猪肉剁成末。❸ 油锅烧热，放入肉末，炒至松散出油时，加入葱末、酱油及少许水，用水淀粉勾芡后，浇在蒸好的鸡蛋羹上即成。

营养不增重：鸡蛋及猪肉均有良好的养血生津、长肌壮体、补益脏腑的功效，除对新妈妈有很好的滋补作用外，还会助新妈妈恢复健康体态，让后期瘦身更加轻松。

什菌一品煲

原料：猴头菌、草菇、平菇、白菜心各 50 克，干香菇 30 克，葱花、盐各适量。

做法：❶ 干香菇泡发后洗净，切去蒂部，划出花刀；平菇洗净切去根部；猴头菌和草菇洗净后切开；白菜心掰成小瓣。❷ 锅内放入清水、葱花，大火烧开。❸ 再放入香菇、草菇、平菇、猴头菌、白菜心，转小火煲 10 分钟，加盐调味即可。

营养不增重：什菌一品煲口味清淡，具有很好的开胃作用，很适合产后虚弱、食欲不佳的新妈妈调养身体时食用。

奶油白菜

原料：白菜 100 克，牛奶 120 毫升，盐、高汤、水淀粉各适量。

做法：❶ 白菜切小段，将牛奶倒入水淀粉中搅匀。❷ 油锅烧热，倒入白菜，再加些高汤，烧至七八成熟。❸ 放入盐，倒入调好的牛奶汁，再烧开即成。

营养不增重：此菜口味清淡，白菜中维生素、矿物质、膳食纤维含量丰富，能够满足新妈妈恢复身体时的营养需求。

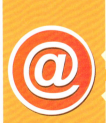

@ 哺乳的新妈妈：从分娩后半个小时就要开始尝试母乳喂养了，在哺乳的这段时间里，新妈妈应该保证营养摄入，以满足恢复身体、喂养宝宝的需求，不可节食减肥。

@ 顺产的新妈妈：顺产的新妈妈由于分娩时耗费巨大体力，同时也消耗了大量能量，因此产后初期会出现无力、食欲不佳的情况。为了保证身体能够尽快恢复，一定要及时补充营养和能量。

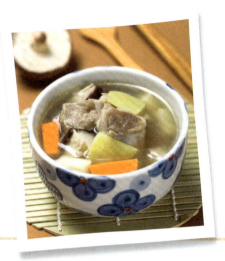
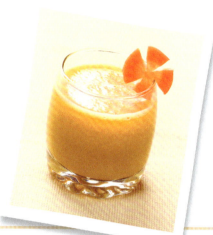
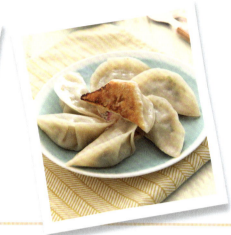

茭白炖排骨

原料： 茭白30克，排骨100克，干香菇、胡萝卜各20克，姜片、盐各适量。

做法： ❶茭白洗净，切块；排骨洗净斩小段，在开水中氽一下，捞起洗净；干香菇冲净用清水泡发；胡萝卜洗净，去皮切块。❷汤锅放水煮开，放入排骨段、胡萝卜块、香菇和姜片，大火煮20分钟。❸放入茭白块，转中小火煲半小时，加盐调味即可。

营养不增重： 排骨富含铁和钙，茭白能降低油腻感，且热量较低，是新妈妈补钙、控制体重的佳品。

菠菜橙汁

原料： 菠菜40克，胡萝卜20克，橙子、苹果各50克。

做法： ❶菠菜用开水焯过；橙子、胡萝卜、苹果洗净。❷将橙子去皮与胡萝卜、苹果、菠菜一同切碎，将所有材料一起放入榨汁机榨汁即可。

营养不增重： 这款饮品能润肠通便，提高新妈妈食欲，丰富的维生素C能够提高新妈妈对铁的吸收率，从而预防贫血，打造健康体质，为瘦身做好准备。

小白菜锅贴

原料： 小白菜2棵，猪肉末200克，面粉、葱末、姜末、生抽、盐各适量。

做法： ❶小白菜切碎，挤去水分。❷小白菜碎、葱末、姜末、盐、生抽倒入猪肉末中搅拌。❸面粉加开水搅拌成絮状，揉成面团后，饧20分钟，擀成面皮，包入拌好的馅，中间捏紧，两边略留点空隙。❹平底锅刷油，锅热后转小火，将锅贴摆入锅中，淋少许水，待锅贴底部焦黄、馅料熟时即可。

营养不增重： 低热量的小白菜能为新妈妈补充维生素和矿物质，和猪肉同食，还能补充蛋白质和脂肪，帮助新妈妈尽快恢复身体。

@ 体虚的新妈妈： 体虚的新妈妈此时应以调养身体为主，每餐按时食用，食物应选择易消化、增体力的食物，如牛肉、虾等。

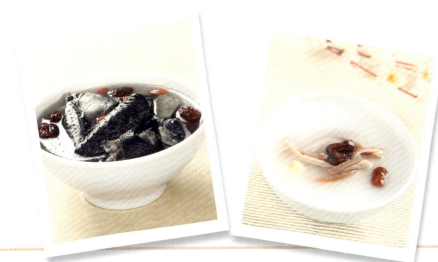
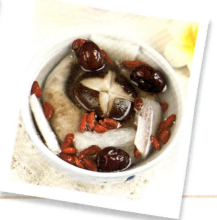

双红乌鸡汤

原料： 乌鸡1只，红枣6颗，枸杞子5克，盐、姜片各适量。

做法： ❶乌鸡收拾干净，切大块，放进温水里用大火煮，待水开后捞出，洗去浮沫。❷将红枣、枸杞子洗净。❸锅中放适量水烧开，将红枣、枸杞子、姜片、乌鸡块放入锅内，加水大火煮开，改用小火炖至肉熟烂，出锅时加入盐调味即可。

营养不增重： 乌鸡有滋补肝肾、益气补血的功效，可以帮新妈妈调理好身体，为接下来的瘦身做好准备。

莲子猪肚汤

原料： 猪肚80克，莲子10克，红枣5颗，水淀粉、姜片、盐各适量。

做法： ❶莲子洗净去心，用清水浸泡30分钟；猪肚用水淀粉和盐反复揉搓，洗净。❷把猪肚放在开水中煮5分钟，将里面的白膜去掉，切丝。❸将猪肚丝、莲子、红枣、姜片一同放入锅内，加清水煮开，撇去锅中的浮沫。❹转小火继续炖2小时，加盐调味即可。

营养不增重： 此汤易于消化，且有补虚益气的功效，可帮助新妈妈尽快恢复身体。

清炖鸽子汤

原料： 鸽子1只，香菇20克，山药50克，红枣4颗，枸杞子、葱段、姜片、盐各适量。

做法： ❶香菇洗净，切十字刀；山药削皮，切块。❷烧开水，将鸽子放入，去浮沫，捞出待用。❸砂锅放水烧开，放姜片、葱段、红枣、香菇、鸽子，小火炖1小时。❹再放入枸杞子，炖20分钟。❺最后放入山药块，用小火炖至山药酥烂，加盐调味即可。

营养不增重： 鸽子富含脂肪、蛋白质、维生素、矿物质等营养素，适合产后需要补身体的新妈妈食用。

@睡眠不好的新妈妈： 新妈妈由于要照顾宝宝，睡眠质量受到了影响，身体恢复也会受到影响，此时应多吃一些助眠食物，例如鸡蛋、牛奶、玉米等。

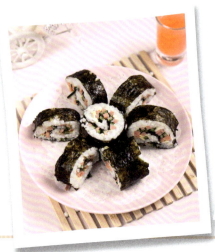
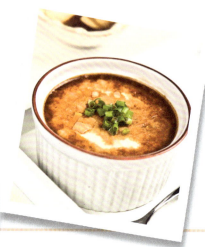
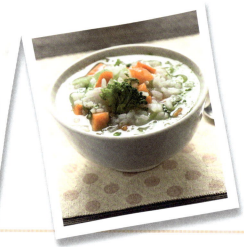

紫菜包饭

原料：糯米 50 克，鸡蛋 1 个，紫菜 10 克，火腿、黄瓜、沙拉酱、米醋各适量。

做法：❶ 黄瓜切条，加米醋腌制；糯米蒸熟，倒入米醋，拌匀晾凉。❷ 将鸡蛋摊成饼，切丝。❸ 将糯米平铺在紫菜上，再摆上黄瓜条、火腿条、鸡蛋丝、沙拉酱，卷起，切 3 厘米厚片即可。

营养不增重：紫菜富含钙、铁、碘和胆碱，能改善新妈妈贫血状况，还可辅助治疗产后水肿，是新妈妈恢复、滋补身体的佳品。

春笋蒸蛋

原料：鸡蛋 1 个，春笋尖 20 克，葱花、盐、香油各适量。

做法：❶ 鸡蛋打散；春笋尖切成细末。❷ 将春笋末、葱花加入蛋液中，加少许温开水。❸ 加适量盐、香油调匀，放入蒸锅隔水蒸熟即可。

营养不增重：鸡蛋是给新妈妈补充营养、恢复身体的佳选；春笋热量低，膳食纤维含量高，对于预防便秘、降血脂、瘦身有一定帮助。

田园蔬菜粥

原料：大米 100 克，西蓝花、胡萝卜、芹菜各 30 克，香菜末、盐各适量。

做法：❶ 西蓝花洗净，掰成小朵；胡萝卜洗净，去皮，切丁；芹菜洗净，去根和叶，切小段；大米洗净。❷ 锅置火上，放入大米和适量水大火同煮。❸ 待大火烧开后转小火煮至大米开花，放入胡萝卜丁、芹菜段、西蓝花继续熬煮。❹ 待食材熟透，加盐调味，撒上香菜末。

营养不增重：此粥富含碳水化合物和维生素，有助于补充体力、预防便秘。

@ 超重的新妈妈：有些新妈妈在产后大补或从产前就已经超重了，这时候就要比别的新妈妈更加注意饮食，一定要在营养均衡的前提下，尽量减少脂肪和热量的摄入，可以选择高蛋白质的蛋类、奶类食品。

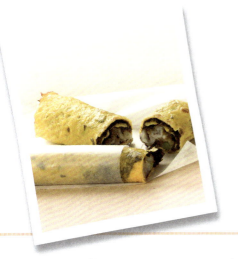 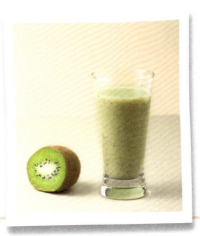 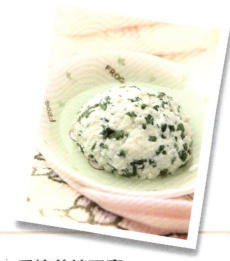

如意蛋卷

原料：虾仁2只，鸡蛋1个，鱼肉1片，蒜薹4根，海苔、水淀粉、盐各适量。

做法：❶鱼肉、虾仁洗净，一起剁成蓉，加入水淀粉、盐，搅打上劲；蒜薹洗净，焯烫断生；鸡蛋打散，加少量水，调成鸡蛋液。❷平底锅烧热，刷上少量油，将鸡蛋液倒入锅中，摊成蛋皮。❸蛋皮上依次铺上海苔、肉蓉、蒜薹，将蛋皮卷起来，接缝处抹上少许水淀粉。❹放入蒸锅中隔水蒸熟即可。

营养不增重：如意蛋卷中食材丰富，可帮助新妈妈恢复身体、为瘦身做准备。

猕猴桃香蕉汁

原料：猕猴桃2个，香蕉1根，蜂蜜适量。

做法：❶将猕猴桃和香蕉去皮，切成块。❷把猕猴桃块和香蕉块放入榨汁机中，加入凉开水搅打，倒出。❸加入适量蜂蜜调匀即可。

营养不增重：猕猴桃富含维生素C、膳食纤维，可以促进脂肪分解，有助于预防脂肪堆积，是新妈妈避免体重飙升的好食材。

香椿芽拌豆腐

原料：香椿芽100克，豆腐200克，盐、香油各适量。

做法：❶香椿芽洗净，用开水烫一下，切成细末。❷豆腐切丁，用沸水焯熟，碾碎，再加入香椿芽末、盐、香油拌匀即成。

营养不增重：豆腐含有大量钙、蛋白质等营养素，且它的热量较低，适量食用能够避免因营养过剩而引起的发胖。

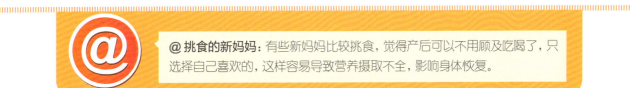

@挑食的新妈妈：有些新妈妈比较挑食，觉得产后可以不用顾及吃喝了，只选择自己喜欢的，这样容易导致营养摄取不全，影响身体恢复。

产后 1~3 个月

经过 1 个月的调养,新妈妈的身体已经有了大幅度的好转,此时,可以将瘦身提上日程了。不过此时的新妈妈仍不能单纯靠节食来瘦身,尤其是还处于哺乳期的新妈妈,更不要节食减肥,否则会使母乳营养下降,导致宝宝的营养摄入不足,出现发育迟缓的情况。

产后 1~3 个月饮食方案:边哺乳边瘦身

在新妈妈身体恢复得比较好的情况下,可以开始准备瘦身了。从调整自己的饮食开始,力求吃一些清淡、少盐、少热量的食物。

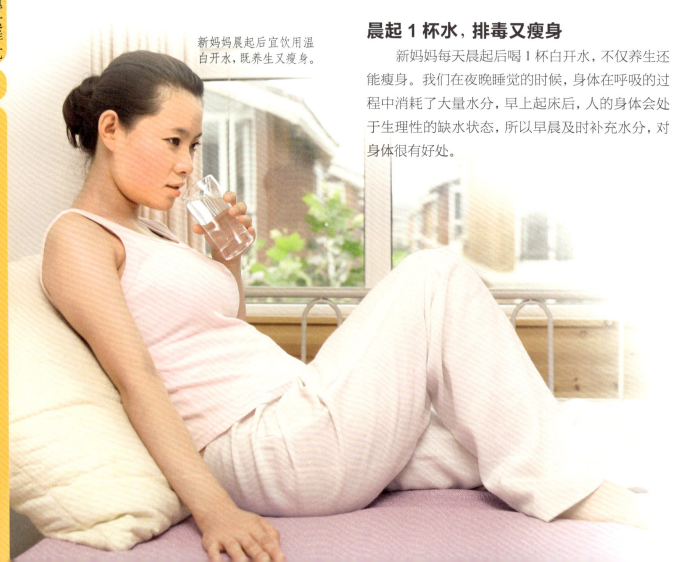

新妈妈晨起后宜饮用温白开水,既养生又瘦身。

晨起 1 杯水,排毒又瘦身

新妈妈每天晨起后喝 1 杯白开水,不仅养生还能瘦身。我们在夜晚睡觉的时候,身体在呼吸的过程中消耗了大量水分,早上起床后,人的身体会处于生理性的缺水状态,所以早晨及时补充水分,对身体很有好处。

另外，早晨喝白开水可以帮助排便和排尿，将体内的代谢物快速地清除出身体，还可以让皮肤变得更加光滑细腻。最重要的是，晨起后的 1 杯水还能促进乳汁的分泌，让哺乳妈妈瘦身哺乳两不误。

催乳汤≠高脂肪高热量

适合哺乳妈妈的饮食是在保持营养均衡、食物多样化的基础上，适当补充催乳的食材。一说到催乳，新妈妈首先想到的就是传统的排骨汤、猪蹄汤这些高脂肪、高热量的食物。其实，催乳并不等于"大补"，而是要重视水分和营养的充分摄入，一般每天应摄取水分 2700~3200 毫升。而较好的催乳汤，应是既能让奶量充足，又能修复元气，且营养均衡不致发胖，蔬菜汤、海鲜汤都是较好的选择。

另外，新妈妈每天要坚持喝牛奶、多吃新鲜蔬果，这些不仅可以为孕妈妈补充营养，还可以帮助新妈妈通乳催乳，让宝宝吃饱。

母乳喂养也能消耗热量

母乳中含有多种宝宝成长所必需的营养成分，如蛋白质、乳糖、脂肪、维生素、矿物质，以及有益宝宝健康的免疫因子等。妈妈每天泌乳，就是在消耗热量，这也是母乳喂养能够瘦身的原因。

新生宝宝每次吃奶 30~50 毫升，按每 3 个小时就会吃 1 次计算，新妈妈每天需要泌乳 300 毫升左右，这需要消耗新妈妈大约 179 千卡热量，相当于有氧运动 30 分钟。随着宝宝长大，需要的乳汁量越来越多，哺乳妈妈每天消耗的热量也越来越多，这是多么好的瘦身方式呀。

睡前 4 小时停止进食

尽管新妈妈不能节食，但是在饮食上稍微注意一些小细节，会让新妈妈的瘦身计划更容易达成，比如睡前 4 小时停止进食。

睡前进食，所摄入的营养就不会被当成活动能量消耗掉，而是直接转化成脂肪，且容易囤积在腹部。此外，如果食物没有及时被消化，还会影响到新妈妈的睡眠质量。睡眠期间是修复受损细胞、促进脂肪代谢的最佳时期。要想拥有完美的身材，新妈妈就必须保证高质量的睡眠，所以睡前三四个小时最好停止进食，可将晚饭安排在 19 点左右。

如果新妈妈因为饥饿无法入睡，也不要吃固体的食物，可以适当选择流食，如温热的牛奶、豆浆、蔬菜汁等都是不错的选择。而且饮用时，也不建议一口气喝完，而是尽量慢慢地品味。

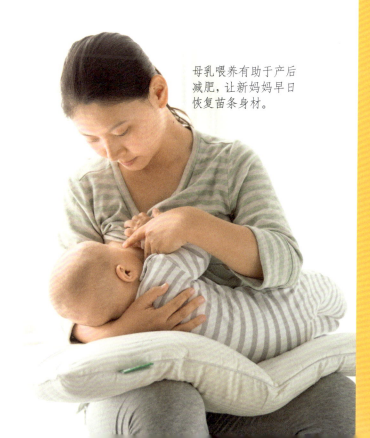

母乳喂养有助于产后减肥，让新妈妈早日恢复苗条身材。

产后1~3个月瘦身食谱

产后1~3个月开展瘦身计划之前,应先了解身体恢复情况,如果新妈妈的身体恢复得不错,则要控制脂肪、热量的摄入,尽量避免营养过剩,造成脂肪堆积。

荠菜魔芋汤

原料: 荠菜100克,魔芋60克,盐、姜丝、红椒丝各适量。

做法: ❶荠菜择洗干净,切成大片,备用;魔芋洗净,切成条,用热水煮2分钟,去味,沥干,备用。❷将魔芋、荠菜片、姜丝、红椒丝放入锅内,加清水用大火煮沸,转中火煮至荠菜熟软。❸出锅前加盐调味即可。

营养不增重: 魔芋中特有的束水凝胶纤维,是天然的"肠道清道夫",可避免新妈妈吸收过多脂肪而长胖。

凉拌土豆丝

原料: 土豆1个,白糖、醋、葱花、盐、花椒各适量。

做法: ❶土豆去皮洗净,切丝,入沸水中焯熟,捞出浸冷水中。❷土豆丝凉后盛入盘中,加入白糖、醋、盐、葱花。❸油锅烧热,放几粒花椒炒香,再将花椒拣出,将油倒到土豆丝上拌匀即可。

营养不增重: 土豆的脂肪含量很少,但淀粉含量较多,与米饭等主食同食会让人长胖,但将土豆作为主食食用,可以有效防止增重太多。

海带烧黄豆

原料: 海带80克,黄豆、红椒丁各30克,盐、葱末、香油、姜末各适量。

做法: ❶海带洗净,切段;黄豆洗净,浸泡2小时。❷把海带和黄豆分别焯透、捞出。❸锅中放油,用葱末、姜末煸出香味,放入海带段煸炒,然后加适量水,放入黄豆。❹再加入盐,小火烧至汤汁快收干时,加入红椒丁,最后淋香油。

营养不增重: 海带中含有海带素,能够减少摄入的动物脂肪在血管、肠壁沉积,减少机体对脂肪的吸收,同时,其热量较低,有利于让新妈妈达到理想的减肥效果。

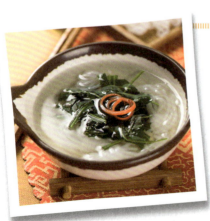
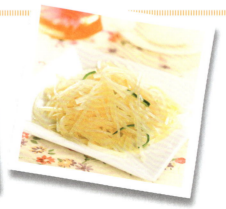
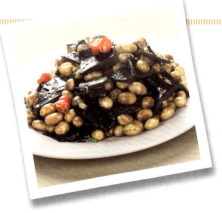

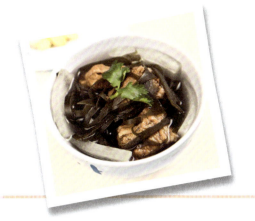

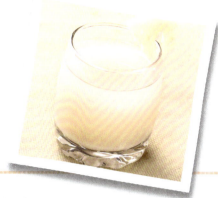

多吃没道理

哺乳新妈妈常为了宝宝而多吃，其实母乳质量与饮食量无关，而与饮食均衡有关。

冬瓜海带排骨汤

原料： 猪排骨100克，冬瓜50克，海带、香菜叶、姜片、盐各适量。

做法： ❶海带先用清水洗净泡软，切成丝；冬瓜连皮切成厚片；猪排骨切块。❷将已切块的猪排骨放入烧开的水中略烫，捞起。❸海带丝、猪排骨、冬瓜片、姜片一起下锅，加适量清水，用大火烧开15分钟后，小火煲熟。❹快起锅的时候，撒上香菜叶，加盐调味即可。

营养不增重： 冬瓜中膳食纤维含量非常高，具有降低胆固醇的作用，而且冬瓜是低脂食物，正适合此时需要控制体重的新妈妈食用。

菠菜鸡粒粥

原料： 菠菜150克，鸡肉50克，大米100克，盐适量。

做法： ❶大米洗净；菠菜洗净，沸水中焯熟，切成段；鸡肉洗净，切成粒。❷锅置火上，放大米和适量水，大火煮沸后改小火熬煮。❸待粥煮至黏稠时，放入鸡肉粒，煮熟。❹加入菠菜段，最后用盐调味。

营养不增重： 此粥清淡不油腻，菠菜的热量较低，鸡肉还可帮助新妈妈补充蛋白质，促进身体恢复，适合剖宫产新妈妈调养身体、开始控制体重时食用。

白萝卜鲜藕汁

原料： 白萝卜、莲藕各50克，蜂蜜适量。

做法： ❶白萝卜、鲜藕洗净，捣烂取汁。❷将白萝卜汁与鲜藕汁混合，再加入适量蜂蜜，搅拌均匀即成。

营养不增重： 莲藕含有黏液蛋白和膳食纤维，能结合食物中的胆固醇及甘油三酯并排出体外，从而减少肠道对脂肪的吸收，预防长胖。

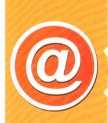

@ 顺产的新妈妈： 有些恢复较好的顺产新妈妈已经开始运动瘦身了，不过此时的运动强度不宜过高，以舒缓的产后瑜伽为宜，新妈妈还应该注意控制摄入的热量及脂肪。

@ 吃饭快的新妈妈： 吃饭速度快的新妈妈，会不知不觉多吃许多东西，以至营养过剩造成脂肪堆积。因此，吃饭快的新妈妈应有意识放慢速度，并且保证每餐吃七八成饱即可。

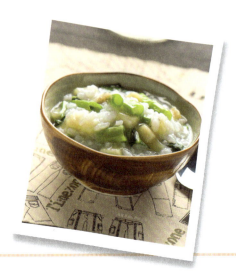

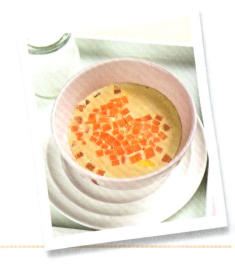

心情差 不利控制体重

心情不好时，代谢不顺畅，脂肪容易堆积，不利于产后控制体重。

香蕉空心菜粥

原料： 香蕉、空心菜各 100 克，大米 80 克。

做法： ❶ 香蕉去皮，切块；空心菜洗净，切段；大米洗净。❷ 锅置火上，放入大米和适量水，大火烧沸后改小火，熬煮成粥。❸ 放入香蕉块、空心菜段，搅拌均匀，略煮片刻即可。

营养不增重： 空心菜富含膳食纤维，可以促进胃肠蠕动，减少人体对脂肪的吸收；而香蕉能够帮助新妈妈保持好心情，让新妈妈更好地去照顾宝宝和自己。

银鱼苋菜汤

原料： 银鱼 100 克，苋菜 60 克，蒜末、姜末、葱花、盐各适量。

做法： ❶ 银鱼洗净，沥干水分；苋菜洗净，切成段。❷ 油锅烧热，撒入蒜末和姜末爆香，放入银鱼快速翻炒，再加入苋菜段，炒至微软。❸ 锅内加清水，大火煮 5 分钟，放盐调味，撒上葱花即可。

营养不增重： 银鱼是高钙、高蛋白、低脂肪的鱼类，和富含膳食纤维、促进排毒、预防便秘的苋菜同食，是既能补充营养又不长胖的美食。

木瓜牛奶蒸蛋

原料： 木瓜 50 克，鸡蛋 2 个，牛奶 200 毫升，红糖适量。

做法： ❶ 木瓜去皮去子切丁，平铺碗底；鸡蛋打入碗内，加红糖搅匀。❷ 牛奶加温，加入蛋液内，牛奶和蛋液的比例大概是 1:4。❸ 把牛奶、蛋液倒入装木瓜丁的碗里，隔水蒸 10 分钟即可。

营养不增重： 木瓜口感好，糖分低，有助消化的功效，搭配牛奶、鸡蛋等高营养食物，既能满足新妈妈和宝宝的营养需求，又能避免摄入过多糖分导致长胖。

@产后便秘的新妈妈： 产后便秘可能是因为身体内水分流失、胃肠失调引起的，在这种情况下，新妈妈不宜立即瘦身，应有意识地多喝水、多吃富含膳食纤维的蔬菜，先缓解便秘情况后再进行瘦身。

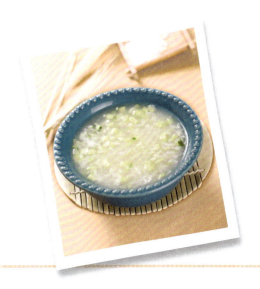 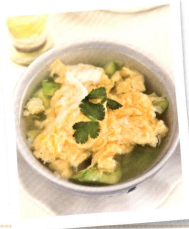 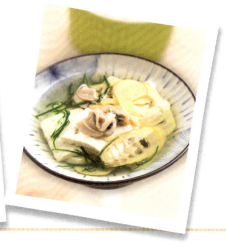

芦荟黄瓜粥

原料：芦荟 10 克，黄瓜、大米各 30 克，白糖适量。

做法：❶ 将芦荟洗净，切成丁；黄瓜去皮，切成丁；大米洗净。❷ 将芦荟丁、大米、黄瓜丁一同放入锅中，加适量清水，用大火煮沸，转小火煮至大米熟烂，加白糖搅匀即可。

营养不增重：食用芦荟可以排除体内毒素、防止便秘，促进脂肪排出，而且黄瓜是低热量食物，一起熬粥能够降低热量摄入，有利于新妈妈瘦身。

丝瓜蛋汤

原料：鸡蛋 1 个，丝瓜 50 克，盐适量。

做法：❶ 鸡蛋打散在容器中，加入色拉油搅拌好；丝瓜洗净，去皮，切成滚刀块状。❷ 锅中放水，倒入丝瓜块，水开后，倒入鸡蛋液，起锅时，放入盐调味即可。

营养不增重：丝瓜有较好的催乳功效，而且热量、脂肪含量都较低，适合开始控制体重的新妈妈食用。

山药牛奶燕麦粥

原料：鲜牛奶 500 毫升，燕麦片 100 克，山药 50 克。

做法：❶ 将山药洗净去皮、切块。❷ 锅中倒入鲜牛奶、燕麦片、山药块，小火煮，边煮边搅拌，煮至麦片、山药熟烂即可。

营养不增重：燕麦能够提供充足的营养，同时还能起到一定的预防便秘、减肥瘦身的效果，搭配膳食纤维丰富的山药和富含蛋白质、钙等营养的牛奶同食，能保证新妈妈和宝宝的营养所需。

 @ 睡眠质量差的新妈妈：睡眠质量差、睡得过少会影响激素分泌和新陈代谢，不利于新妈妈控制体重，如果盲目进补，反而会增加脂肪储存，导致新妈妈长胖。

产后 4~6 个月

产后 4~6 个月，新妈妈的身体正在慢慢向孕前恢复，也可以加大产后瘦身的力度了。

产后 4~6 个月饮食方案：重回孕前完美身材

新妈妈的新陈代谢正在恢复，此时正是产后瘦身的黄金时间。新妈妈应注意减少每天摄入的热量，同时加快新陈代谢，增强每天的基础消耗，预防脂肪堆积。

吃早餐就会胖？错错错

早餐是人一天中很重要的一餐，新妈妈一定要吃，并且要吃好。有些新妈妈听说吃早饭会胖，其实，不吃早饭会导致新妈妈在午餐、晚餐吃得更多，反而让人更易长胖。

而且，每天吃早餐能够给新妈妈提供能量，有助于加快新陈代谢，配合低热量饮食、适度的运动，新妈妈瘦身会更加轻松。

吃五谷杂粮饭有利于减肥

从中国人的饮食习惯来看，米饭、馒头等富含碳水化合物的食物确实是长胖的罪魁祸首，所以很多减肥的女性都拒绝了主食，希望以其他食物来代替。然而这种节食方法一点儿也不适合产后新妈妈。

其实，主食吃对了也可以起到减肥的效果。五谷杂粮相对于精致米面，其中所含的膳食纤维大大增加，可以增加饱腹感，减少新妈妈总热量的摄入。

家人可以将谷物、豆类等熬成软饭或粥，来给新妈妈食用。不过，新妈妈也要注意，不宜食用太过粗糙、坚硬的食物，以免影响消化。

保证维生素 B_1 和维生素 B_2 的摄入量

维生素 B_1 可以将体内多余的糖分转换为能量，维生素 B_2 可以促进脂肪的新陈代谢。一旦 B 族维生素摄取不足，不仅导致新妈妈长胖，还会容易疲倦，引起腰酸背痛。

富含维生素 B_1 的食物：猪肉、猪肝、黑糯米、花生、脱脂奶粉、全麦面包等。

富含维生素 B_2 的食物：猪肉、动物肝脏、鳗鱼、蘑菇、蚌蛤、茄子、木耳、茼蒿、紫菜等。

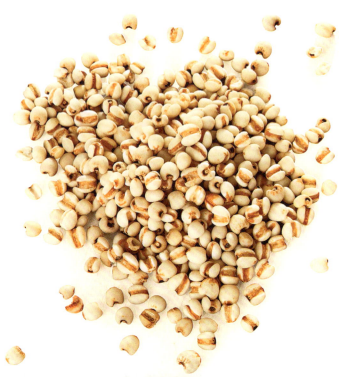

摄入膳食纤维，减少脂肪堆积

膳食纤维具有纤体排毒的功效，因此新妈妈在平日三餐中应多吃芹菜、南瓜、红薯和芋头这些富含膳食纤维的蔬菜，可以促进胃肠蠕动，减少脂肪堆积。而且，这些富含膳食纤维的食物对新妈妈本身的身体恢复和调养也大有益处。

忌盲目吃减肥药

新妈妈千万不要为了急于恢复孕前体重，就盲目地吃减肥药、喝减肥茶，这样对自己的身体恢复不利。更重要的是，减肥药中的某些成分会随着乳汁进入到宝宝体内，危害宝宝的健康。即便是不哺乳的新妈妈，为了自身代谢不被药物影响，也不可盲目吃减肥药瘦身。

吃蔬果皮，瘦身还排毒

冬瓜皮、西瓜皮和黄瓜皮这三种蔬果皮，在所有蔬果皮中最具清热利湿、消脂瘦身的功效，因此可常将这三种蔬果皮加在餐中。

食用西瓜皮需先刮去蜡质外皮，冬瓜皮需刮去绒毛硬质外皮，黄瓜皮可直接食用。也可将这三种蔬果皮一起焯熟，冷却后加盐和醋拌成凉菜食用。

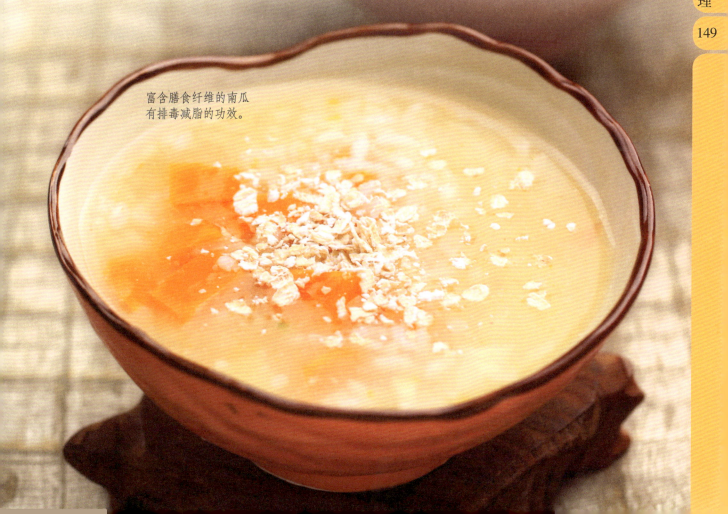

富含膳食纤维的南瓜有排毒减脂的功效。

产后 4~6 个月瘦身食谱

产后 4~6 个月，因为新妈妈的激素变化，更容易在保证健康的情况下达到瘦身的目的，新妈妈千万不要错过这个好机会，可以在此时多吃一些能够促进脂肪代谢、低热量的食物。

竹荪红枣茶

原料：竹荪 50 克，红枣 6 颗，莲子 10 克，冰糖适量。

做法：❶ 竹荪用清水浸泡 1 小时，至完全泡发后，剪去两头，洗净泥沙，放在热水中煮 1 分钟，捞出，沥干水分，备用。❷ 莲子洗净去心；红枣洗净，去掉枣核，枣肉备用。❸ 将竹荪、莲子、红枣肉一起放入锅中，加清水，大火煮沸后，转小火再煮 20 分钟。❹ 出锅前加入适量冰糖即可。

营养不增重：竹荪味道鲜美，热量、脂肪含量都很低，适合此时的新妈妈食用。

桂花紫山药

原料：山药 100 克，紫甘蓝 40 克，糖桂花适量。

做法：❶ 山药洗净，上蒸锅蒸熟。晾凉后去皮，斜切段；紫甘蓝洗净，切碎加适量水后，用榨汁机榨成汁。❷ 将山药在紫甘蓝汁里浸泡 1 小时至均匀上色后摆盘，浇上糖桂花即可。

营养不增重：山药有助于调节糖代谢，紫甘蓝的热量较低，其中的花青素还有预防糖尿病的功效，适合正在瘦身的新妈妈食用。

豌豆炒鱼丁

原料：豌豆 100 克，鳕鱼 80 克，盐适量。

做法：❶ 鳕鱼去皮、去骨，切成小丁；豌豆洗净。❷ 油锅烧热，倒入豌豆翻炒片刻，继而倒入鳕鱼丁，加适量盐一起翻炒，待鳕鱼丁熟透即可。

营养不增重：鳕鱼肉中含有丰富的维生素 A，对新妈妈有补益作用。而且有利于糖和脂肪的代谢，能维持胰岛素的正常功能，帮助新妈妈加快代谢、消耗脂肪。

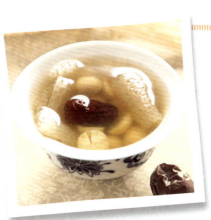
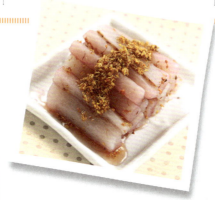
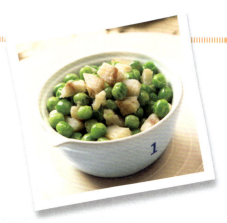

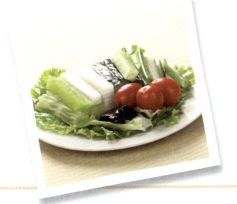
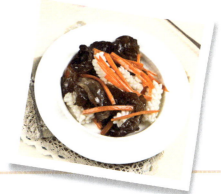

忌不吃脂肪

脂肪可提供热量、修复细胞，虽然此时要加大力度去瘦身，但也不能完全不吃脂肪。

大丰收

原料： 白萝卜1/2根，生菜1/2棵，黄瓜1/2根，莴笋1/2根，圣女果5个，甜面酱、白糖、香油各适量。

做法： ❶ 白萝卜、莴笋去皮，切条，入沸水焯后捞出；黄瓜洗净，切成条；生菜洗净，撕成片。❷ 将蔬菜和圣女果码在一个大盘子里。❸ 甜面酱加适量白糖、香油，搅拌均匀。❹ 各种蔬菜蘸甜面酱食用即可。

营养不增重： 这道凉菜选用的都是低脂、低热量、高膳食纤维的食物，新妈妈当作晚餐食用可以有效减少热量摄入，避免长胖。

冬瓜海米汤

原料： 冬瓜50克，木耳、海米各30克，鸡蛋1个，香菜段、葱花、香油、盐各适量。

做法： ❶ 冬瓜去皮、去瓤，切片；海米泡发；鸡蛋打散；木耳泡发，撕成朵状。❷ 锅中放油，加入葱花爆香，再倒入冬瓜片翻炒片刻，下海米略炒。❸ 加入适量水烧开，放入木耳用大火煮开，加盐调味。❹ 最后倒入打散的鸡蛋液煮至熟，撒上香菜段，淋上香油即可。

营养不增重： 冬瓜含维生素C较多，且钾含量高，有减肥降脂的作用，是产后新妈妈的瘦身佳品。

木耳炒鱿鱼

原料： 鱿鱼100克，木耳50克，胡萝卜30克，盐适量。

做法： ❶ 将木耳泡发，洗净，撕成小朵；胡萝卜洗净、切丝。❷ 鱿鱼洗净，在背上斜刀切花纹，用开水焯一下，沥干水分，放适量盐腌制片刻。❸ 锅中放适量油，下胡萝卜丝、木耳、鱿鱼炒匀装盘即可。

营养不增重： 鱿鱼是低脂、低热量食物，与有助于促进脂肪代谢的木耳同食，是一道既美味又有益于产后瘦身的美食。

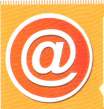

@ 口重的新妈妈： 有些新妈妈口味偏重，喜欢吃多放盐、酱油、辣椒等调味料的食物，这样不仅对健康无益，还会因为这些刺激性调味料导致身体内水分潴留，造成水肿，使新妈妈体重增加。因此，新妈妈在饮食方面应尽量少吃调味料。

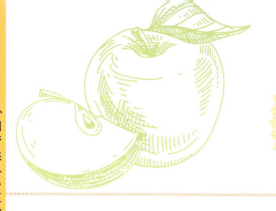

> **吃苹果有助于瘦身**
>
> 苹果营养丰富，热量不高，而且是碱性食品，可增强体力和抗病能力。

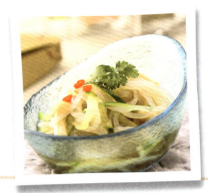

苹果蜜柚橘子汁

原料：柚子、苹果各 1/2 个，橘子 1 个，柠檬 1 片，蜂蜜适量。

做法：❶ 柚子去皮去子，撕去白膜，取果肉；苹果洗净去皮去核，切块；橘子去皮去子，取果肉。❷ 将上述材料全部放入榨汁机中，加入蜂蜜、温开水，搅打均匀，挤入柠檬汁即可饮用。

营养不增重：苹果可以加快脂肪代谢，同时柚子、橘子富含的膳食纤维还能预防便秘，有助于产后瘦身、预防肥胖。

蒜香空心菜

原料：空心菜 200 克，蒜、白糖、盐、香油各适量。

做法：❶ 空心菜洗净，切成段；蒜洗净，切成末。❷ 水烧开，放入空心菜段，烫熟后捞出沥干。❸ 将蒜末、白糖、盐和少量水调匀后，浇入热香油，拌成调味汁，将调味汁和空心菜拌匀即可。

营养不增重：空心菜的热量和脂肪含量都很低，而且其富含膳食纤维，给人很强的饱腹感，是新妈妈瘦身的佳品。

拌魔芋丝

原料：魔芋丝 200 克，黄瓜 80 克，香菜叶、辣椒碎、芝麻酱、酱油、醋、盐各适量。

做法：❶ 黄瓜洗净，切丝；魔芋丝用开水烫熟，晾凉。❷ 芝麻酱用水调开，加适量的酱油、醋、盐调成小料。❸ 将魔芋丝和黄瓜丝放入盘内，倒入香菜叶、辣椒碎和小料，拌匀即可。

营养不增重：魔芋是一种低脂、低糖、低热量食物，吃后有饱腹感，可避免新妈妈暴饮暴食，而且它具有通便的作用，是能帮助新妈妈达到减肥效果的食材。

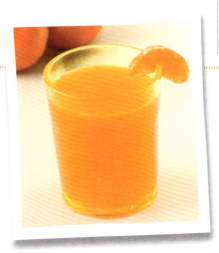

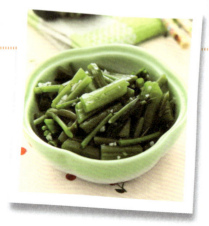

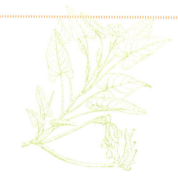

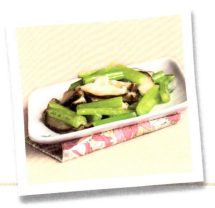 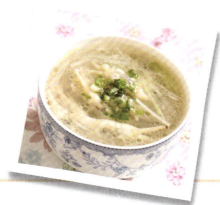 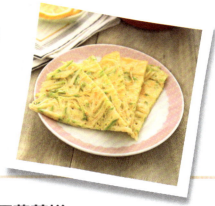

芹菜炒香菇

原料：芹菜60克，香菇50克，醋、盐、水淀粉各适量。

做法：❶芹菜去叶、根，洗净，剖开，切成2厘米左右长的段；香菇洗净，切片。❷醋、水淀粉混合后装在碗里，加水约50毫升对成芡汁备用。❸油锅烧热后，倒入芹菜段煸炒2分钟，放入香菇片迅速炒匀，再加入盐稍炒，淋入芡汁，速炒起锅即可。

营养不增重：芹菜热量低，富含膳食纤维，新妈妈吃后，在消化过程中会消耗多于食材本身的热量，是理想的绿色瘦身食物。

白萝卜炖蛏子

原料：白萝卜50克，蛏子100克，葱段、姜片、蒜末、葱花、盐、料酒各适量。

做法：❶蛏子洗净，清水中泡2小时，入沸水中略烫一下，捞出剥去外壳；白萝卜削皮，切丝。❷锅内放油烧热，放入葱段、蒜末、姜片炒香后，倒入清水、料酒。❸将剥好的蛏子肉、白萝卜丝一同放入锅内炖煮。汤煮熟后，加盐调味，撒上葱花即可。

营养不增重：白萝卜有促进胃肠蠕动的作用，可减少食物在体内留存、吸收的时间，有一定的瘦身功效。

西葫芦饼

原料：面粉100克，西葫芦80克，鸡蛋2个，盐适量。

做法：❶鸡蛋打散，加盐调味；西葫芦洗净，擦丝。❷将西葫芦丝放进蛋液里，加入面粉和适量水，搅拌均匀，如果面糊稀了就加适量面粉，如果稠了就加鸡蛋液。❸锅里放油，将面糊放进去，煎至两面金黄，盛盘即可。

营养不增重：低热量的西葫芦有加快人体代谢、消脂减肥、防癌抗癌等功效，在主食中加入西葫芦能降低热量摄入，帮助新妈妈减脂、减重。

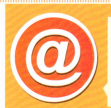

@准备工作的新妈妈：有些新妈妈已经准备回到工作岗位了，这个时候除了注意安排好母乳喂养工作外，还要注意自己的瘦身情况，工作之余可以增加一些运动量，有助于瘦身。油腻、多盐的工作餐不适合需要瘦身的职场新妈妈，新妈妈可以自己带营养丰富、少油、少脂的工作餐。

附录：孕期/产后常见不适食疗方

孕期

怀孕期间，孕妈妈或多或少会出现一些不适反应，如呕吐、便秘、水肿等。这些是怀孕带来的正常生理现象，孕妈妈不用过分担心，只要平时改变一些不良习惯，再搭配合理的营养饮食，这些不适症状是可以减轻和缓解的。

孕吐情况较重食疗方

孕吐一般常见于孕2月和孕3月，每个孕妈妈的孕吐程度不同，如果情况较轻，可适当吃些开胃助消化的食物，并注意多喝水，如果孕吐情况严重，除了饮食调节外，要及时就医。

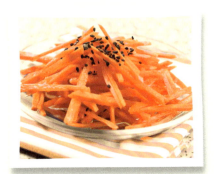 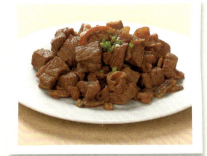 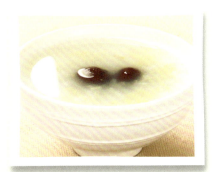

糖醋胡萝卜

原料： 胡萝卜1根，白糖、醋、盐、香油、黑芝麻各适量。

做法： ❶胡萝卜去根、洗净、去皮、切丝。❷将胡萝卜丝放小盆内，撒盐拌匀。❸把盐渍的胡萝卜丝用清水洗净，沥干水，放入碗内，加入白糖、醋、香油拌匀，放入盘内，撒上黑芝麻即可。

营养功效： 可增进食欲，缓解妊娠呕吐，适合孕早期食用。

陈皮卤牛肉

原料： 牛瘦肉150克，陈皮2片，葱末、姜末、白糖、酱油各适量。

做法： ❶牛肉洗净，切小块，加酱油腌10分钟。❷把腌好的牛肉块放入油锅，稍炸片刻。❸陈皮、葱末、姜末煸香，加入酱油、白糖、水和牛肉块，炖至汁浓肉烂即可。

营养功效： 可减轻孕早期的呕吐症状，还可增强体力。

红枣生姜粥

原料： 生姜3片，红枣5颗，大米50克。

做法： ❶将大米淘洗干净；红枣洗净泡发；生姜片洗净切末。❷生姜末与红枣、大米同入锅中，用大火煮开，再转用小火熬成粥。

营养功效： 生姜中所含的高效抗吐成分可以显著缓解孕吐。

孕期便秘食疗方

孕激素使胃酸分泌减少，胃肠道的肌肉张力和蠕动能力减弱，食物停留的时间变长，加之日渐增大的子宫压迫直肠，就容易造成便秘，孕妈妈要注意摄入富含膳食纤维的食物预防、缓解便秘。

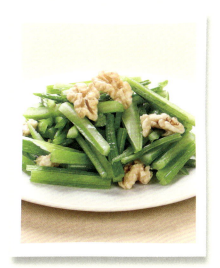 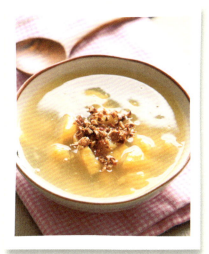 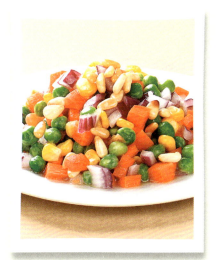

核桃仁拌芹菜

原料：芹菜100克，核桃仁4颗，盐、香油各适量。

做法：❶芹菜择洗干净，切段，用开水焯一下。❷焯后的芹菜段用凉水冲一下，沥干水分，放盘中，加盐、香油。❸核桃仁用热水浸泡后，去掉表皮，再用开水泡5分钟，放在芹菜段上，吃时拌匀即可。

营养功效：芹菜含有丰富的维生素C、铁及膳食纤维，有利于预防和缓解孕期便秘和妊娠高血压。

红薯山楂绿豆粥

原料：红薯100克，山楂10克，绿豆粉20克，大米30克，白糖适量。

做法：❶红薯去皮洗净，切成小块；山楂洗净，去子切末。❷大米洗净后放入锅中，加适量清水用大火煮沸。❸加入红薯块煮沸，改用小火煮至粥将成，加入绿豆粉煮沸，至粥熟透时加白糖、山楂末即可。

营养功效：红薯富含膳食纤维，可促进胃肠蠕动，防止便秘。

松仁玉米

原料：豌豆、胡萝卜各20克，松子仁50克，玉米粒200克，洋葱丁、盐、水淀粉、香油各适量。

做法：❶松子仁用水洗净，沥干，放在油锅里炸到颜色稍微金黄，备用；将胡萝卜切成颗粒。❷油锅烧至六成热，放入玉米粒，翻炒一下，再加入松子仁、豌豆、胡萝卜粒、洋葱丁炒熟。❸加入盐调味，以水淀粉勾芡，淋香油装盘即可。

营养功效：玉米含有丰富的矿物质、蛋白质，而其中的膳食纤维具有刺激肠蠕动、防止便秘的作用。

孕期水肿食疗方

妊娠水肿最早出现于足背,然后逐渐向上蔓延到小腿、大腿以至下腹部,并伴有尿量减少、体重明显增加、容易疲劳等症状,水肿的孕妈妈除了保持清淡饮食外,还可以尝试多吃些利水消肿的食物。

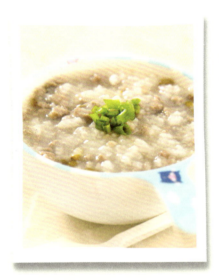

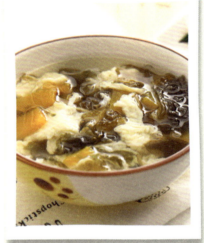

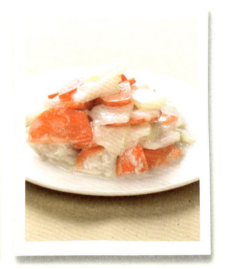

大米绿豆猪肝粥

原料:大米50克,绿豆20克,猪肝100克,葱花适量。

做法:❶将大米、绿豆淘净;猪肝洗净,切碎;绿豆提前泡4~6个小时。❷锅中加适量水,放入大米和绿豆,煮至快熟烂时,加入猪肝碎,待猪肝熟透后撒上葱花即可。

营养功效:绿豆性寒味甘,有清热解毒、消暑止渴、利水消肿之功效,是孕妈妈补锌及防治妊娠水肿的食疗佳品。

南瓜紫菜鸡蛋汤

原料:南瓜100克,鸡蛋1个,紫菜、盐各适量。

做法:❶南瓜洗净,切块;紫菜泡发后洗净;鸡蛋打入碗内搅匀。❷将南瓜块放入锅内,煮熟透,放入紫菜,煮10分钟,倒入蛋液搅散,出锅前加盐即可。

营养功效:此汤含有一定量的甘露醇,可作为治疗孕期水肿的辅助食疗菜品。

奶香瓜片

原料:冬瓜半个,胡萝卜半根,牛奶120毫升,盐、水淀粉、鸡汤各适量。

做法:❶冬瓜、胡萝卜分别去皮洗净,切成片。❷锅中倒入牛奶、鸡汤烧开后,加盐和水淀粉。❸冬瓜片、胡萝卜片入油锅炒匀,淋入牛奶鸡汤,煮熟装盘即成。

营养功效:本品能补虚损、益肺胃、清热利水、去脂降压,可辅助缓解孕期下肢水肿症状。

产后

分娩后,新妈妈一面沉浸在初见宝宝的喜悦之中,一面又忍受着体力透支、乳房胀痛、恶露不净等不适症状的折磨。正确的食疗方法能够使新妈妈尽快恢复健康,不妨试一下。

乳房胀痛食疗方

如果新妈妈的乳汁分泌过多,又未能及时排出,就会出现乳房胀痛。较长时间的奶胀容易引起乳腺炎,应及时处理。除了及时让宝宝吸吮外,还可采取食疗的方法来缓解。

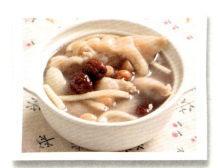

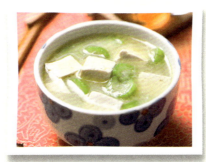

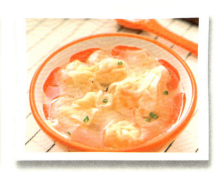

通草炖猪蹄

原料: 猪蹄100克,红枣5颗,通草10克,花生仁20克,姜片、葱段、盐、料酒各适量。

做法: ❶猪蹄洗净,切块;红枣、花生仁用水泡透;通草洗净切段。❷锅内加适量水烧开,放猪蹄,焯去血沫,捞出。❸油锅烧热,放入姜片、猪蹄,淋入料酒,爆炒片刻,加入清水、通草段、红枣、花生仁、葱段,用中火煮至汤色变白,加盐调味即可。

营养功效: 通草有通乳的功效,红枣具有补血养颜的作用。

丝瓜炖豆腐

原料: 豆腐50克,丝瓜100克,高汤、盐、葱花、香油各适量。

做法: ❶豆腐切块;丝瓜去皮,洗净,切滚刀块。❷豆腐块用开水焯一下,冷水浸凉,捞出,沥干水分。❸锅中放油,烧至六七成热,下入丝瓜块煸炒至发软,加入高汤、盐、葱花,烧开后放入豆腐块,改小火炖10分钟,见豆腐鼓起时,转用大火,淋上香油即可出锅食用。

营养功效: 丝瓜可预防产后乳汁瘀积,在一定程度上也可预防产后乳腺炎的发生。

虾仁馄饨

原料: 鲜虾仁30克,猪肉50克,胡萝卜15克,盐、香油、葱、姜、馄饨皮各适量。

做法: ❶将鲜虾仁、猪肉、胡萝卜、葱、姜放在一起剁碎,加入香油、盐拌匀。❷做成的馅料包入馄饨皮,放在沸水中煮熟。❸将馄饨盛入碗中,再加盐、葱末、香油调味即可。

营养功效: 胡萝卜有益肝明目的作用;虾仁含有丰富的蛋白质,且通乳作用较强。

恶露不净食疗方

正常恶露一般持续2~4周。如果血性恶露持续2周以上、量多或为脓性、有臭味,可能出现了细菌感染,要及时到医院检查,如果情况不是很严重,也可采用食疗的方法来缓解症状。

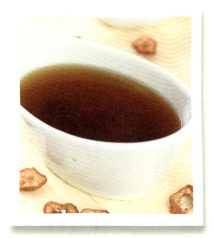

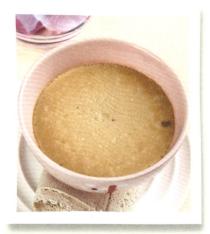

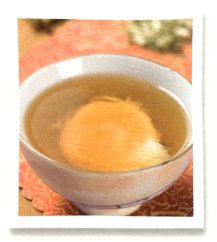

山楂红糖饮

原料: 山楂4颗,红糖适量。

做法: ❶山楂洗净,切成薄片,晾干。❷锅中加入适量清水,放在火上,用大火将山楂煮至烂熟。❸再加入红糖煮3分钟,出锅即可。

营养功效: 山楂不仅能够帮助新妈妈增进食欲,促进消化,还可以散瘀血,加上红糖补血益血的功效,可以促进恶露不尽的新妈妈尽快化瘀,排尽恶露。

阿胶鸡蛋羹

原料: 鸡蛋2个,阿胶10克,盐适量。

做法: ❶鸡蛋打成鸡蛋液,阿胶打碎。❷把阿胶碎放入鸡蛋液中,加入盐和适量清水,搅拌均匀。❸鸡蛋液上锅,用大火蒸熟即可食用。

营养功效: 阿胶具有补血、止血的功效。阿胶鸡蛋羹既可养生又可止血,对产后血虚生热,热迫血行引起的恶露不尽有辅助食疗作用。

益母草煮鸡蛋

原料: 益母草30克,鸡蛋2个。

做法: ❶益母草洗净后加水煮半小时,滤去药渣。❷在药汁里打入鸡蛋,煮熟即可食用。

营养功效: 益母草可活血祛瘀,对血瘀型恶露不尽有帮助,哺乳期的新妈妈也可以适当食用,但不可过多。

产后虚弱食疗方

生产过后,新妈妈如果出现精神不振、面色萎黄、不思饮食的现象,就要考虑是否是产后虚弱了。产后虚弱如果不及时治疗,会给新妈妈留下健康隐患,也不利于照顾宝宝。新妈妈除了注意饮食外,还要加强身体锻炼,尽早让身体恢复。

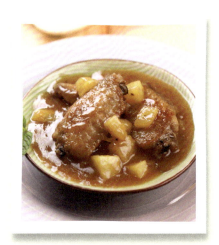

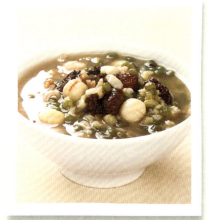

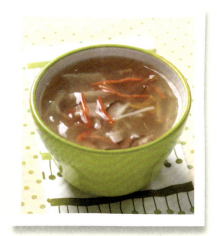

菠萝鸡翅

原料:鸡翅中5个,菠萝1/2个,白糖、盐、料酒、高汤各适量。

做法:❶鸡翅中清洗干净,沥干水分;菠萝果肉切丁。❷油锅烧热,放入鸡翅中,煎至两面金黄后取出。❸锅内留底油,加白糖,炒至融化并转金红色,再倒入鸡翅中,加入盐、料酒、高汤,大火煮开。❹加入菠萝丁,转小火炖至汤汁浓稠,即可出锅装盘。

营养功效:菠萝鸡翅中富含维生素、矿物质、蛋白质等营养成分,可使孕妈妈增体力、长精力。

枣莲三宝粥

原料:绿豆20克,大米80克,莲子、红枣各10颗,红糖适量。

做法:❶绿豆、大米淘洗干净;莲子、红枣洗净。❷将绿豆和莲子放在带盖的容器内,加入适量开水焖泡1小时。❸将泡好的绿豆、莲子放锅中,加适量水烧开,再加入红枣和大米,用小火煮至豆烂粥稠,加适量红糖调味即可。

营养功效:绿豆利湿除烦,莲子安神强心,红枣补血养血,三者同食,可以益气强身,有助于产后虚弱的新妈妈调理身体。

三丝黄花羹

原料:干黄花菜50克,香菇5个,冬笋、胡萝卜各25克,盐、白糖各适量。

做法:❶将干黄花菜放入温水中泡软,拣去老根,洗净,沥干水;香菇、冬笋、胡萝卜均洗净,切丝。❷油锅烧热,放入黄花菜和冬笋丝、香菇丝、胡萝卜丝快速翻炒。❸加入清水、盐、白糖,用小火煮至黄花菜入味,完全熟透。

营养功效:香菇、黄花菜都具有很不错的滋补作用,可以补脾健胃、补充元气。

图书在版编目(CIP)数据

协和营养专家教你：瘦孕就得这样吃 / 李宁主编 . — 北京：中国轻工业出版社，2018.4

ISBN 978-7-5184-1662-2

Ⅰ．①协… Ⅱ．①李… Ⅲ．①孕妇－营养卫生 Ⅳ．① R153.1

中国版本图书馆 CIP 数据核字 (2017) 第 257891 号

责任编辑：高惠京　　责任终审：劳国强　　整体设计：彭　彭
策划编辑：龙志丹　　责任校对：李　靖　　责任监印：张京华

出版发行：中国轻工业出版社（北京东长安街 6 号，邮编：100740）
印　　刷：北京博海升彩色印刷有限公司
经　　销：各地新华书店
版　　次：2018 年 4 月第 1 版第 1 次印刷
开　　本：889×1194　1/20　印张：8
字　　数：200 千字
书　　号：ISBN 978-7-5184-1662-2　定价：49.80 元
邮购电话：010-65241695
发行电话：010-85119835　　传真：85113293
网　　址：http : //www.chlip.com.cn
Email：club@chlip.com.cn
如发现图书残缺请与我社邮购联系调换
170638S3X101ZBW